聖路加式・屋根瓦教育の結晶！

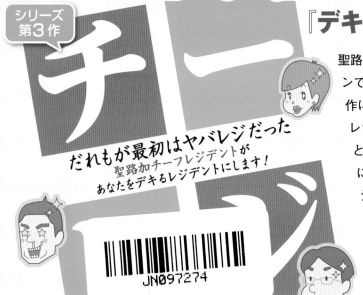

シリーズ第3作

チーレジ

だれもが最初はヤバレジだった
聖路加チーフレジデントが
あなたをデキるレジデントにします！

JN097274

『デキレジ』シリーズ，ここに完結！

聖路加国際病院内科チーフレジデント（チーレジ）が，マンツーマンで読者をデキるレジデントへと導いていく大人気シリーズの第3作にして，シリーズ完結作。おなじみのヤバレジ，デキレジ，チーレジの3人が，対話を通して内科日常診療の基本を読者の皆さんと一緒に学んでいきます。研修医なら絶対にマスターしたい分野に加え，前2作ではあまり扱っていない分野もカバー。「チーレジきらり！コメント」「これが肝！～これだけは頭に入れよう～」の新コーナーも登場。臨床研修を始めたばかりのあなたも，研修中のあなたも，研修を終えたあなたも，そして研修医の指導にあたっておられる先生方にもおすすめの1冊です。

本書の特徴

◎ チーレジ，デキレジ，ヤバレジの親しみやすく個性豊かなキャラクターによる会話形式。

◎ 研修医が遭遇することの多い疾患・病態に加え，前2作では扱っていない分野もカバー。

◎ 3ステップに沿った症例ベースの解説で，日常臨床へのヒントがぎっしり。

◎ 各項目のポイントは「エッセンス」と「これが肝！」ですっきりわかる。

◎ もうすぐ研修医という学生さん，臨床研修中の研修医や内科専門研修医，指導医の先生にオススメ。

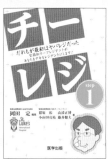

| Step 1

編集／岡田　定
（聖路加国際病院 血液内科部長）

著／猪原　拓・小山田亮祐
山添正博・藤井健夫
（聖路加国際病院 内科チーフレジデント）

A5判／224頁／本文2色刷／
定価3,960円（本体3,600円＋税10%）／ISBN978-4-287-11119-2

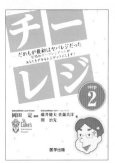

| Step 2

編集／岡田　定
（聖路加国際病院 血液内科部長）

著／藤井健夫・佐藤真洋
関　治先
（聖路加国際病院 内科チーフレジデント）

A5判／224頁／本文2色刷／
定価3,960円（本体3,600円＋税10%）／ISBN978-4-287-11120-8

www.igaku.co.jp

レジデント

Resident　#140 Vol.16 No.3

#140

CONTENTS
目次

特　集

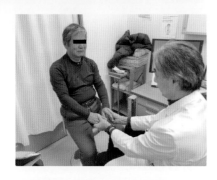

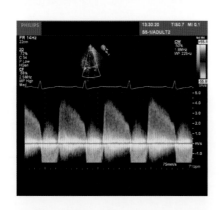

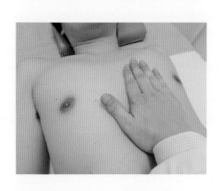

④ **達人から学ぶ
循環器病診察の極意**
〜視て・触れて・聴いて〜

企画編集●水野　篤

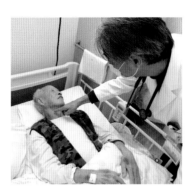

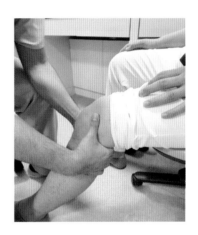

Information

表紙イラスト／齋藤州一（sososo graphics）

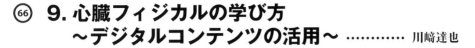

達人から学ぶ循環器病診察の極意
～視て・触れて・聴いて～

企画編集● 水野　篤（聖路加国際病院 循環器内科・医療の質管理室 室長）

特集にあたって　　　　　水野　篤

　今回は循環器病の診察についての特集です．循環器領域の身体診察を愛する先生方に熱い原稿をいただきました．本書で基本的な循環器の身体診察を復習することに加えて，各エキスパートの先生方独自の熱いTIPS & TRICKSを紹介していただきたいと考えています．

　循環器の身体診察の基本は視て・触れて・聴いてという3点が基本であり，その基本を押さえつつ，いろいろな先生の独自の方法を御覧になって，より自分に馴染むものを次々に試しているうちに自分流の身体診察方法が開発されていくのだと思います．紙面で伝える限界もありますが，本書はカラーというメリットを用いて，先生方の身体診察の秘伝の技を惜しみなくご指導いただきます．

　今回はさらにプライマリケア・総合診療の観点からの循環器フィジカルを日本のフィジカル教育リーダーの平島先生に記載していただき，呼吸音という循環器内科医がむしろ少々苦手な範囲を呼吸器内科，なおかつ循環器にも総合診療のマインドを持つ皿谷先生にお願いしております．是非お愉しみください．

　最後に今回の原稿執筆者は日本の循環器Physical examination講習会というきわめて熱い会を開催している先生方に多く参加していただいています．まだまだ実は熱いメンバーがいらっしゃいます．そのため，今回全員を紹介できずそこは残念ですが，是非年1回の循環器Physical examination講習会にも顔を出してみてください．一緒に熱い循環器の身体診察を学び，研究してゆきましょう！

Profile

水野　篤（みずの あつし）
聖路加国際病院 循環器内科・医療の質管理室 室長
2005年 京都大学 医学部 卒業．神戸市立中央市民病院（現：神戸市立医療センター中央市民病院）初期研修．2007年 聖路加国際病院．フィジカルに関しての臨床および研究も日々勉強させていただいております．

1

流れるように行う循環器診療
～一連の流れ～

室生　卓

みどり病院 心臓弁膜症センター 内科／院長

Point ① 外来，入院における診療の流れをつかむことができる．

Point ② 所見をとる際の留意点を把握することができる．

Point ③ 身体所見から大まかな治療方針を立てることができる．

はじめに

　外来，入院に限らず身体診察の目的は患者の身体から診断，治療に有効な客観的な情報を得ることにある．本稿では短時間で効率的に所見を得るための循環器領域の身体診察の流れを外来，入院に分けて概説する．

1. 身体所見

　身体診察（physical examination）は視診，触診，聴診からなる．その特徴を表1に示すが，まず非侵襲的で安全なことが挙げられる．そして，聴診器以外の道具がほぼ不要なこと，リアルタイムに所見が得られること，何度でも行うことができること，時間，場所を選ばないことなど非常に利点が多い．

　身体診察から所見を得るコツはいくつかあるが（表2），第1に，意識して所見をとることが挙げられる．たとえば聴診する場合，Ⅰ音を聴くのか，雑音を聴くのか，はたまたギャロップの有無を聴くのかなど，目的をはっきりさせて所見をとることが重要である．漫然と無目的に所見をとっても病態には迫れないことをまず銘記すべきである．

　第2に，所見を可能な範囲でgold standardと比較することが重要である．たとえば，大動脈弁狭窄症の重症度を心雑音で評価する場合，可能なかぎり心エコー図での重症度評価（弁口面積や最大圧較差）と対比すべきである．Ⅱ音の肺動脈成分（Ⅱ$_P$）の亢進は心エコーなどで評価した推定肺動脈圧と比較すべきである．身体診察で得た所見とgold standardを比較することによって精度が向上し，正確に病態が把握できるようになる．日頃からこういった「答え合わせ」をしていると，在宅診療や検診などgold standardが得られない場面でも正確に評価できるようになる．

　第3に，得られた個々の所見を組み合わせる，組み立てることが重要である．とくに視診，触診所見をうまく使えるかどうかは身体所見から有効な情報を引き出せるかどうかのキーとなる．循環器診療ではとかく聴診所見を意識しがちであるが，視診や触診所見を加味することで聴診所見の価値が格段に上がることを忘れないでほしい．たとえば，

表1 身体診察（physical examination）の特徴

非侵襲的，安全
道具が不要（聴診器のみ）
リアルタイムに結果が得られる
何度でも施行可能
時間，場所を選ばない

表2 身体診察（physical examination）をとるコツ

意識して所見をとる
所見を gold standard と比較する
所見を組み合わせる，組み立てる

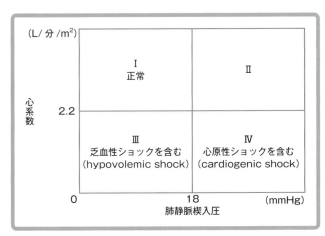

図1 Forrester 分類
心不全の病態を血行動態で分類.

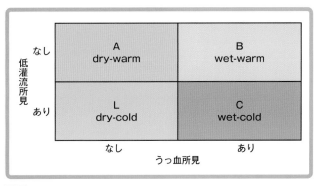

図2 Nohria-Stevenson 分類
Forrester分類の概念を身体所見に応用. 身体所見による心不全の評価に有用である.

表3 外来での診察の流れ

1	手指の触診で末梢循環不全の有無をチェック
2	坐位で頸静脈拍動を観察しCVPの上昇をチェック
3	下腿浮腫，皮膚の色素沈着などをチェック
4	胸部の診察（触診，聴診）

CVP：central venous pressure

駆出性収縮期雑音の鑑別に際し，雑音の放散や最強点，持続時間などを詳細に検討すればある程度正確に病態に迫ることは可能である．しかし，頸動脈拍動の視診触診所見を加味すれば簡単かつ短時間に，しかも正確に音源の鑑別や重症度評価が可能である．あらかじめ視診，触診所見をとって，あるいは聴診のあとで再度触診や視診を行うことで，より的確な診断に迫ることができる.

2. 身体所見による心不全の評価

身体所見や自覚症状から心不全の程度や重症度を判断する方法としてはKillip分類，NYHA機能分類が，また，血行動態の評価には伝統的にForresterの分類（図1）が用いられてきた[1]．最近ではクリニカルシナリオ（Clinical Scenario；CS）が救急の場面で用いられることも多い[2]．身体診療ではForresterの分類を改変したNohria-Stevenson分類（図2）が有用である[3]．Nohria-Stevenson分類の詳細は他稿に譲るが，心不全の身体所見をうっ血の有無（dry or wet）と臓器灌流障害の有無（warm or cold）から評価するものである．すなわち，うっ血の有無を横軸として"wet"（うっ血あり）ないし"dry"（うっ血なし）で二分し，臓器灌流の良否を縦軸として"cold"（臓器灌流低下，心拍出量低下）ないし"warm"（臓器灌流が維持されている，心拍出量維持）とし，A："dry-warm"（うっ血なし，臓器灌流も保たれている），B："wet-warm"（うっ血あり，臓器灌流は保たれている），L："dry-cold"（うっ血なし，臓器灌流低下），C："wet-cold"（うっ血あり，臓器灌流低下）のいずれかに分類するものである（図2）.

外来診療の手順 （表3）

外来診療でも初診，再診の別，患者の主訴などにより診療のポイントは多少異なるが，心不全のアセスメントという点では共通する部分が多い．外来診療では患者が診察室に入ってくる時点で，わずかな労作で息切れがないかなどの情報が得られる．次に，診察室で坐った状態で診療を開始するが，心不全が疑われる場合，問診などを適宜行いながら①手指の触診，②頸静脈拍動の観察を行う．坐位のままで他に頸動脈拍動の強さや大きさ，粘膜の貧血の有無，心尖拍動の位置やパターンなども可能な範囲でみる．また，下腿の浮腫や色素沈着の有無なども参考所見となる.

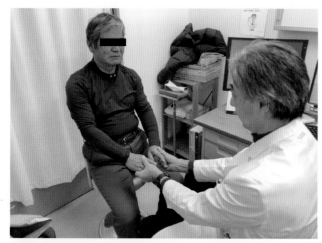

図3 手指の触診
外来診療では診察室入室後まず手指の触診を行う.

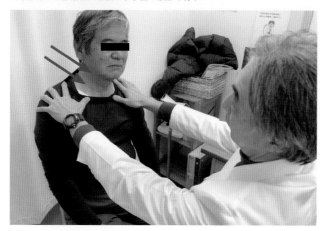

図5 頸静脈拍動の観察
正面から右内頸静脈（矢印）を観察する. 坐位で拍動が観察されればCVPは著明に上昇している.

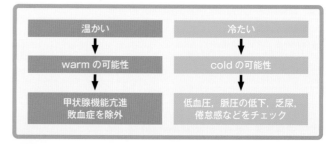

温かい	冷たい
↓	↓
warm の可能性	cold の可能性
↓	↓
甲状腺機能亢進症 敗血症を除外	低血圧, 脈圧の低下, 乏尿, 倦怠感などをチェック

図4 warm or coldのアセスメント
手指が温かければwarm, 冷たければcoldとする.

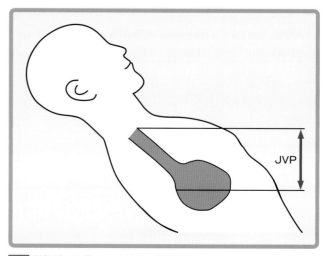

図6 頸静脈の位置によるJVPの推定
頸静脈を右房に立てた水柱と考えれば, 右房から拍動の中心点までの高さがJVPといえる.

も手指が冷たいことが多いので注意が必要である. したがって, 手指が冷たいときは他の低心拍出量所見（低血圧, 脈圧の低下, 倦怠感, 乏尿など）の所見を確認する必要がある.

①手指の冷感の有無 （図3）

　手指の皮膚温の低下は心拍出量の低下を示唆する重要な所見である. すなわち, 心拍出量が低下すると血流の再配分が起こり, 主要臓器の血流を維持するために末梢血管が収縮し, 四肢の皮膚温が低下する. したがって, 心不全が疑われる患者では必ず手指を触れるべきである. すなわち, 手指を触診し皮膚温が保たれていれば "warm" とし, 冷たければ "cold" とする （図4）. 温かい手指と "warm" が一致しないのは甲状腺機能亢進症と敗血症性ショックであり, これらを除外できれば基本的に臓器灌流は保たれており, 心拍出量を増やす治療は不要である. 逆に手指が冷たい場合, "cold" が疑われる. しかし, 外来診療では外気が冷たかったり, クーラーが効きすぎていたり, 患者の交感神経が緊張していたりするなど心拍出量が保たれていて

②頸静脈拍動の観察 （図5）

　頸静脈の怒張は頸静脈圧, すなわち, 中心静脈圧（central venous pressure；CVP）ないし右房圧の上昇を示すが, 左心不全では左房圧の上昇を示す所見として重要である[4]. 頸静脈圧（jugular venous pressure；JVP）は循環血漿量や右心負荷を反映し, 溢水, 右心不全などで上昇するが, 最もよく遭遇するのはうっ血性心不全（congestive heart failure；CHF）で, 症状の出現に先立ってJVPの上昇を認めることが少なくない. 頸静脈の視診によるJVPの評価は, 頸静脈を右房に立てた水柱と考えれば, 右房からその拍動の中心点までの高さがJVPといえる[5]（図6）. 頸静脈拍動は体位により変化し, 健常者では臥位で観察される. 坐位でみられる場合, その心臓からの距離は普通の体格の

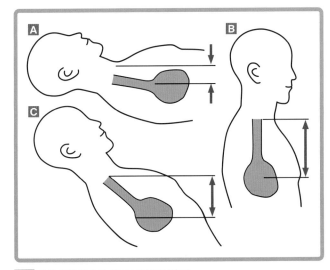

図7 体位の違いよるJVPの評価の違い
A：正常ではJVPの上昇はないため臥位で頸静脈が観察される.
B：坐位で頸静脈が観察される場合，JVPは著明に上昇している.
C：斜位で頸静脈が観察される場合，JVPは中等度に上昇している.

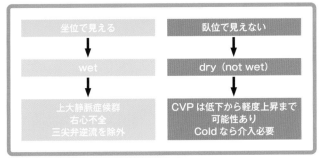

図8 Wet or dry のアセスメント
坐位で頸静脈拍動が見えればwet，見えなければdryと判定する.

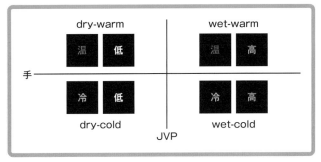

図9 頸静脈と手指の温度による Nohria-Stevenson 分類
頸静脈と手指の温度から Nohria-Stevenson 分類が可能であり，それぞれに sub group にあった治療が開始できる.

表4 入院での診察の流れ

1	手指の触診（下肢の触診も加える）
2	頸静脈拍動の観察（必要に応じてベッドの角度を調節）
3	浮腫の観察
4	心尖拍動の触知
5	傍胸骨拍動の触知
6	心音の聴取（Ⅲ音，Ⅳ音，ⅡPの亢進 etc.）

人なら20 cm以上，小柄な人でも15 cmはあり，JVPが著明に上昇していることがわかる（図7）．すなわち坐位で頸静脈拍動が観察されれば"wet"，観察できなければ"dry"を疑う（図8）．坐位で頸静脈拍動が観察できて"wet"でないのは上大静脈症候群，右心不全，三尖弁逆流などである．坐位で頸静脈拍動が観察されない場合，JVPの著明な上昇はない．しかし，低下から軽度上昇までの幅広いレンジを取りうることを考慮しておく必要がある.

3. 身体所見による血行動態の アセスメント（図9）

上述のように，頸静脈と四肢の触診からNohria-Stevenson分類に基づいた血行動態評価が可能である．す

なわち，坐位で頸静脈が見えず，手指が温かければA："dry-warm"（うっ血なし，臓器灌流も保たれている），坐位で頸静脈が見え，手指が温かければB："wet-warm"（うっ血あり，臓器灌流は保たれている），坐位で頸静脈が見えず，手指が冷たければL："dry-cold"（うっ血なし，臓器灌流低下），坐位で頸静脈が見え，手指が冷たければC："wet-cold"（うっ血あり，臓器灌流低下）と判定できる．この方法を用いることにより，非常にroughではあるが在宅診療でNohria-Stevenson分類に基づいた血行動態評価が可能であり，各sub-groupに応じた治療が開始できる.

4. 入院での診療

入院患者の診療も基本的には外来と変わらないが，いくつか異なる点があることを理解しておく必要がある．第1に，入院患者では病態として重篤であったり，重症化しやすい因子を有していたりすることである.

第2に，外来に比し入院している患者では臥位が基本となるので，坐位と臥位の所見の違いを理解しておく必要がある.

入院での診療の手順（表4）

入院においても心不全のアセスメントとしては四肢の触

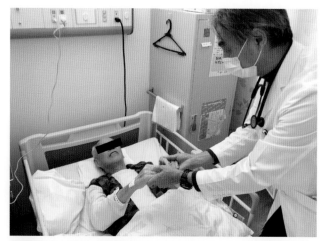

図10 手指の触診
入院においても手指の触診は基本中の基本.

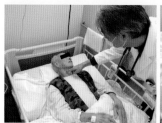
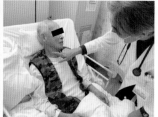

図11 頸静脈拍動の観察
入院では適宜ベッドを起こして頸部に拍動が見える角度で観察する.

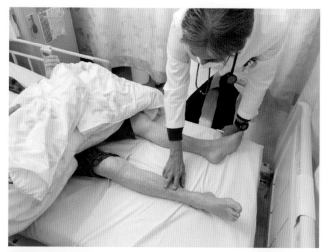

図12 浮腫の観察
臥位では前脛骨の浮腫が観察しやすい. 患者の前胸部を示指, 中指を広げて皮膚を圧迫し圧痕が生じるかどうかを観察する.

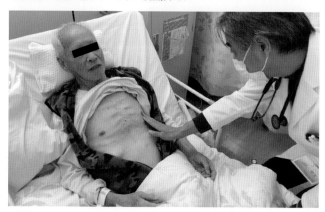

図13 心尖拍動の触知
右手の示指ないし中指で患者の前胸部鎖骨中線付近を触診する. 心尖拍動は左室のみならず左房の情報も提供する.

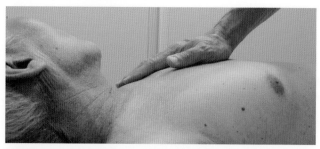

図14 傍胸骨拍動の触知
傍胸骨拍動は臥位で胸骨左縁を手掌で触診する. 収縮期に手掌を持ち上げるような拍動を検知した場合, 右室ないし肺動脈圧の上昇が疑われる.

診（図10）, 頸静脈の観察（図11）が基本である. このうち四肢の触診では上肢に加え下肢の触診が容易である. 頸静脈の観察は外来と異なり臥位となる点に注意が必要である. 臥位では頸静脈拍動が観察されるのが正常で, JVPの上昇があると逆に臥位で拍動が観察できない場合があることを理解しておく必要がある. したがって, 適宜ベッドを起こして頸静脈拍動が見える角度での観察が必要である（図11）. また, 臥位では心尖拍動や傍胸骨拍動の触知, 浮腫の確認などがしやすい（図12）. 聴診ではⅢ音, Ⅳ音に加えⅡ音肺動脈成分（Ⅱp）の亢進に注意を払う必要がある.

心尖拍動 （図13）

　心尖拍動は文字通り心尖部付近を胸壁から触れる診察手技である. 通常, 右示指ないし中指で左前胸部, 鎖骨中線付近に触れる. 心尖拍動の触知は左室拡大や左室肥大を疑うべき所見として伝統的に知られているが, 最近の報告[6]では左房拡大を示唆する所見として重要視されており, 心不全のアセスメントでは欠かせない手技である.

傍胸骨拍動 （図14）

　傍胸骨拍動は仰臥位で胸骨左縁に手掌をおいて収縮期の膨隆を検出するもので, 右室ないし肺動脈の収縮期圧の上昇を示唆する. 心不全においては二次性肺高血圧の所見と

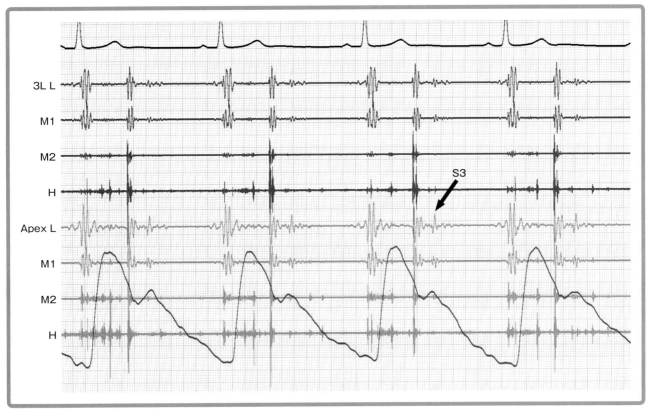

図15 Ⅲ音
Ⅲ音（S3）は拡張早期に心尖部（apex）で聴取される低音の心音である（矢印）.

して重要である．したがって，傍胸骨拍動を触れる場合，"wet" であることが疑われる．また，肺動脈高血圧，慢性呼吸不全，肺血栓塞栓症などを鑑別する必要がある．

Ⅲ音（図15），Ⅳ音（図16）

Ⅲ音，Ⅳ音は通常は聴取しない心音である．いずれも心尖部でのみ聴取される低音の心音であり，Ⅰ音，Ⅱ音とは異なった音質である．Ⅲ音，Ⅳ音とも心不全では頻繁に聴取される異常心音であるが，この両者の臨床的意義は大いに異なる．Ⅲ音は心不全においては左房圧，左室平均拡張期圧の上昇を示し，CHFの存在が強く疑われる．一方，Ⅳ音は左室拡張末期圧の上昇を示唆する所見であり，平均左房圧の上昇は多くの場合伴わない．この両者の違いを理解していないと血行動態の把握を誤ることになり，ひいては不適切な治療につながってしまうことを十分に注意する必要がある．したがって，Ⅲ音を聴取する場合は "wet" と判断するが，Ⅳ音を聴取する場合はむしろ "not wet" と判断すべきである．

ⅡPの亢進（図17）

ⅡPの亢進は肺高血圧，心不全の評価においては左心不全に続発する肺高血圧の検出にきわめて有用である．ⅡPの亢進の基準は①胸骨左縁においてⅡPがⅡAと同等ないしⅡPのほうが大きい，②心尖部ないし胸骨右縁にてⅡPを聴取する，のいずれかを認める場合である．ⅡPの亢進はⅡ音の分裂がないと判断できないが，Ⅱ音分裂例においては肺高血圧の検出には有用である．したがって，ⅡPの亢進を認める場合は "wet" であることを念頭に置くべきである．また，傍胸骨拍動で述べたごとく他の肺高血圧をきたす疾患の可能性を考慮しなければならない．

おわりに

身体所見は冒頭にも述べたように安全，非侵襲的で繰り返し施行できるが昨今は軽視されがちである．しかしながら，熟練すれば精度の高い情報が得られる診断ツールであり，大いに日常診療で活用してもらいたいものである．

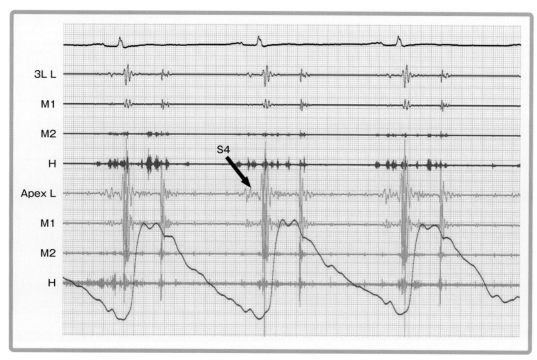

図16 Ⅳ音

Ⅳ音（S4）は心房収縮期に心尖部（apex）で聴取される低音の心音である（矢印）.

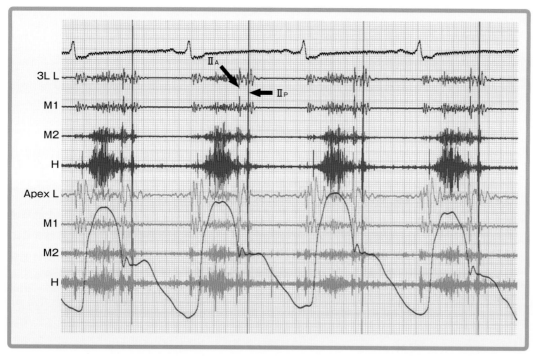

図17 ⅡPの亢進

Ⅱ音は分裂し後半成分（ⅡP）が前半成分（ⅡA）よりも大きい.

参考・引用文献

1) Forrester JS, Diamond GA, & Swan HJ: Correlative classification of clinical and hemodynamic function after acute myocardial infarction. *Am J Cardiol*, 39: 137-145, 1977.

2) Mebazaa A, Gheorghiade M, Piña IL, *et al*.: Practical recommendations for prehospital and early in-hospital management of patients presenting with acute heart failure syndromes. *Crit Care Med*, 36: 129-139, 2008.

3) Nohria A, Tsung SW, Fang JC, *et al*.: Clinical assessment identifies hemodynamic profiles that predict outcomes in patients admitted with heart failure. *J Am Coll Cardiol*, 41: 1797-1804, 2003.

4) Stevenson LW, & Perloff JK: The limited reliability of physical signs for estimating hemodynamics in chronic heart failure. *JAMA*, 261: 884-888, 1989.

5) 室生　卓：General Physician 循環器診察力腕試し. 金芳堂, 2012.

6) Muro T, Abe Y, Takemoto T, *et al*.: The clinical value of the apex beat as a marker of left atrial enlargement. *J Cardiol*, 78: 136-141, 2021.

Profile

室生　卓（むろう たかし）
みどり病院 心臓弁膜症センター 内科／院長
1960 年 生まれ. 1986 年 三重大学 医学部 卒業. 同年 総合病院 南生協病院で初期研修後, 1991 年 神戸市立中央市民病院 循環器センター クリニカルフェロー. 1996 年 大阪市立大学 第一内科 研究医. 2002 年 大阪市立大学大学院 医学研究科 循環器病態内科学 助手. 2002 年 同 講師. 2008 年 同 准教授. 2012 年 倫生会 神戸みどり病院 院長. 2016 年より循環器 Physical Examination 研究会 代表世話人.

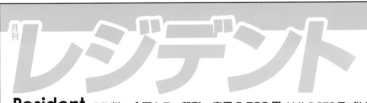

2

内科医・循環器内科医がどのようにして身体診察能力を向上させ，いかに臨床応用するか

山本正治

山本内科 循環器科 院長

Point 1 頸静脈の観察から右房圧（中心静脈圧）が推定できる．頸静脈の拍動パターンから疾患が推定できる（上級）．

Point 2 過剰心音（Ⅲ音，Ⅳ音），とくにⅢ音が聴取できる．

Point 3 収縮期雑音から大動脈弁狭窄症と僧帽弁逆流症が診断できる．

Point 4 拡張期雑音から大動脈弁逆流症が診断できる．

はじめに

筆者が学生のころ（およそ半世紀前），循環器診療の基本は病歴，身体診察，心電図，胸部写真，血液検査を合わせて5本の指にたとえられていた．このなかでも聴診を主体とした身体診察が重要視されていた．現在も身体診察が大切であることは変わらないが，心エコー図をはじめとしてさまざまなハイテク機器によるイメージングに取って代わられている．確かに心エコー，CT，MRI，カテーテル検査などは強力な診断ツールであるが，これらを診療の最初から行うことはできない．また，最近は高齢化により地域医療が重要視されているが，筆者の所属する診療所のような医療現場ではとくに患者の高齢化が進んでいる．地域医療において身体診察は在宅医療を含めどんな場所でも即座に行うことができ，コストがかからず，侵襲なく繰り返し行えるきわめて重要な診断ツールである．身体診察は信頼度が低いと指摘されることもあるが[1]，これに習熟することで精度が高まり強力な診断ツールとなる．

1. どのようにして身体診察を習得するか

理想的には循環器身体診察，とくに聴診に精通した指導者がいることが望ましい．自分のとった所見を確認してもらうことは診察手技上達の近道である．しかし，現在の医療現場では常にそのような指導者がいるとは限らない．はるか以前には心音や心電図，心尖拍動などを同時に記録できる心音心機図計で聴診所見を確認することができたが，現時点ではそれらを入手することができなくなった．そこで役立つのが電子聴診器である．これで記録した心音はパソコンやスマホなどで表示でき聴診所見と比較することができる．聴診所見を可視化することは聴診を上達させるために大変役立つ．ただし最近確認したところ残念なことにL社の電子聴診器が発売中止になっていた．その他，聴診の後に心エコーで聴診から推測した病態の答え合わせを行い再び聴診に戻ることを繰り返していくことで聴診能力を大きく向上させることができる．また最近ではインター

ネット上で聴診をトレーニングするさまざまなサイトがあり（とくに本企画，川﨑達也先生の聴診アプリは素晴らしい）以前より学習する機会が圧倒的に増加している．

以下に提示する症例の心音心雑音などは当院を受診した患者から記録したものである．記録方法は特別に製作した心音心機図装置から，波形は多チャンネルデータレコーダー（PowerLab）で記録し，音はアナログ出力端子よりICレコーダーで記録したものである．スマホなどでQRコードから筆者の動画サイトに接続すると症例の動画や心音心雑音などが再生できる．再生の際にはヘッドホンあるいはイヤホンの使用が望ましい．

学習目標に沿って症例を提示するが，すべてクリニックに独歩受診した患者で，軽症に見えるなかに重症例が含まれる．身体診察が外来診療に役立つことをお示ししたいと思う．

2．頸静脈の観察

頸静脈観察の詳細は他稿に譲るが，中心静脈圧の推定に大変重要である．ガイドラインでは半坐位45°で観察し，頸静脈（できれば内頸静脈）拍動の上端が胸骨角より3 cm以上の所に見えれば中心静脈圧上昇と判定する[2]．しかし，この体位での観察が困難なこともあり，簡便には坐位で観察し鎖骨上に頸静脈拍動が見えれば中心静脈圧上昇と判断してよい[4]．拍動のパターンがわかればさらに診断能力が向上する[5]．

症例1：80代男性

〔既往歴〕小児期に肺結核，慢性閉塞性肺疾患（COPD）2期．6か月前からの下肢浮腫，労作時息切れで受診した．
〔喫煙歴〕60 pack years
〔現病歴〕約6か月前より下肢のむくみ，畑仕事での息切れを自覚していた．
3か月前，感冒罹患後に呼吸困難をきたし総合病院呼吸器内科入院．COPD2期，肺性心に伴う右心不全の診断で抗コリン薬，β刺激薬の吸入，フロセミドが開始となった．以後，当院で加療を行っていたが下肢

浮腫，速歩での息切れは持続していた．
〔身体所見〕血圧 126/74 mmHg，脈拍 90回/分 整，呼吸数 22回/分．
頸部では→で示す外頸静脈が目立つが，内頸静脈拍動は胸鎖乳突筋の動きとして観察される（図1）．頸静脈拍動が鎖骨上に見え，中心静脈圧が上昇していることがわかる．収縮期と拡張期に2回の下降上昇ともすばやい拍動が目立つ．この拍動を記録するとW型のすばやい動きを呈していた．胸部聴診では心雑音や過剰心音は認めなかった．
〔胸部X線写真〕右優位の胸水貯留を認めた（図2）．
〔心電図〕心電図は洞調律で大きな異常は認めなかった．
〔経過〕利尿薬使用にもかかわらず頸静脈圧の上昇が持続し，すばやいW型の拍動パターンを認めており収縮性心膜炎を疑い総合病院循環器内科紹介とした．
心エコー検査にて右室拡大や肺高血圧なく（収縮期右室右房圧格差 23 mmHg），肺性心は否定的，左室収縮能は良好，拡張早期僧帽弁輪移動速度（e'）12.1 cm/秒，左室流入血流速度（E）86 cm/秒，E/e' 7.1，右室および左室流入血流速度の呼吸性変動より収縮性心膜炎が疑われた．
両心カテーテル検査にて平均右房圧 18 mmHgと著明に上昇，右室と左室の拡張末期圧はほぼ等圧により，収縮性心膜炎の診断となった．
手術は希望せず利尿薬調整のうえで経過観察となった．収縮性心膜炎は診断に難渋することが多いが，頸静脈拍動は大変特徴的で診断の糸口となる．頸静脈圧の上昇を認めた際にW型のすばやい拍動，とくに拡張早期の急峻な下向き拍動（y下降）は収縮性心膜炎に特徴的でFriedreich徴候と呼ばれている[5]．

3．Ⅲ音の聴取

Ⅲ音は左心不全の診断に最も重要で，心不全を疑った症例にⅢ音が聴こえればまず心不全と診断してよい．ただし，Ⅲ音は重症僧帽弁逆流でも聴取でき，その場合は必ずしも左室機能低下を反映しない[3]．

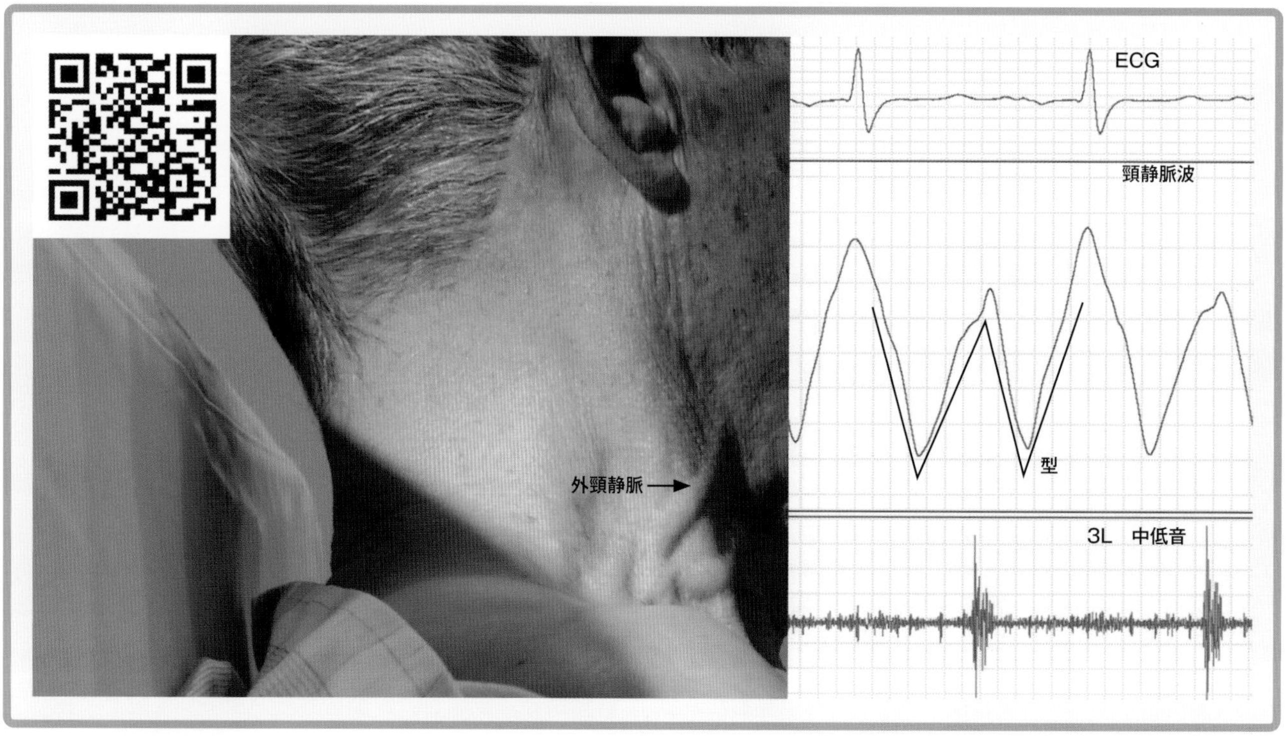

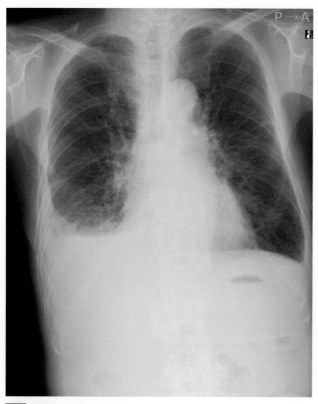

ECG

頸静脈波

型

3L 中低音

図1 症例1：頸静脈の観察
頸静脈：外頸静脈の怒脹，拍動が目立つが（→），内頸静脈拍動は胸鎖乳突筋の動きとして観察される．吸気時に拍動上端が上昇する Kussmaul 徴候が観察される．拍動を記録するとW型を呈している．

外頸静脈 →

P→A

図2 症例1：胸部X線写真
右優位の胸水を認める．

症例2：50代男性

〔既往歴〕糖尿病．1週間前より息切れを認める．

〔喫煙歴〕30 pack years

〔現病歴〕来院10日前，突然，両頸部につるような痛みを自覚，痛みは丸1日持続した．翌日，整形外科を受診し，変形性頸椎症といわれた．1週間前より徐々に労作時息切れが出現し悪化してきた．来院3日前より午前2〜3時ごろに息苦しさで覚醒するようになった．息苦しさが改善しないため受診となった．

〔身体所見〕血圧 146/84 mmHg，左右差なし，脈拍 84回/分 整，呼吸数24回/分．
下肺野で聴診を行うと，吸気後半が優位のcrackle（late inspiratory crackle）を聴取した（図3）．Late inspiratory crackle が聴取できる主な疾患はうっ血性心不全，肺線維症である[1]．続いて心臓聴診を行うと，心尖部に明瞭なⅢ音および小さいⅣ音を聴取した（図4）．心雑音は認めなかった．
胸部X線写真にて両肺野に網状影を認めたが胸水は認

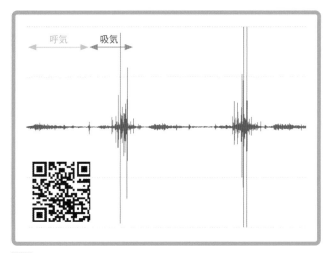

図3 症例2：聴診 （crakle）
下肺野背側での記録．吸気後半にcrackleを認める．

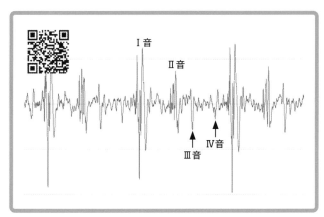

図4 症例2：聴診 （Ⅲ音）
心尖部聴診．Ⅱ音の後に明瞭なⅢ音，Ⅰ音の直前に弱いⅣ音を認める．

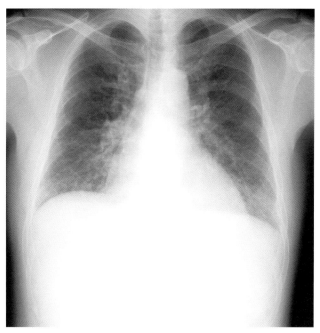

図5 症例2：胸部X線写真
両下肺野に網状影を認める．

4．収縮期雑音から僧帽弁逆流症と大動脈弁狭窄症を鑑別する

　収縮期雑音では最もよく遭遇する疾患として，僧帽弁逆流症と大動脈弁狭窄症が重要である．両者の雑音の違いは教科書的には明らかであるが，実際聴診を行ったときに鑑別に迷うことがある．

　僧帽弁逆流症の汎収縮期雑音は心尖部が最強点で，Ⅰ音から始まりⅡ音をわずかに超えて続く高調な雑音である．心尖部で雑音の強度がⅡ音よりも大きければⅡ音が雑音でマスクされて聴取できなくなる[6]．重症逆流例では心尖部にⅢ音および相対的僧帽弁狭窄症によるCarey Coombs型雑音を認める[3]．

　大動脈弁狭窄症の駆出性雑音は通常，大動脈領域（第2肋間胸骨右縁）あたりが最強点であるが，雑音は右（左）鎖骨から心尖部まで，たすき掛け状に広い範囲で聴取できる．中等症から重症例では頸部でも雑音を聴取する．雑音はⅠ音の後から始まりⅡ音の手前で消失する漸増漸減のダイヤモンド型となる．したがって雑音がⅡ音をマスクすることはなく雑音が強大でもⅡ音が聴取できる．ただし重症例のなかには弁の可動性が失われた結果，Ⅱ音が減弱あるいは消失するものもある[3, 5-7]．軽症例では，雑音強度は収縮早期にピークがあるが，重症化するに従いピークは収縮

めなかった（図5）．

肺野聴診，胸部X線写真からは，うっ血性心不全と肺線維症の鑑別は困難と思われるが，Ⅲ音を聴取することから心不全の診断となった．

心電図では右側胸部誘導のR波減高とST上昇，広範囲な陰性T波を認め心筋梗塞が疑われた（図6）．ただちに病院紹介し冠動脈造影の結果，重症三枝病変と診断された．

本症例は，頸部痛で発症し胸痛を認めない急性心筋梗塞の非典型例であるが，労作時息切れに続く発作性夜間呼吸困難から心不全が疑われる．Ⅲ音の聴取で心不全と診断でき，最初の頸部痛が心筋梗塞の放散痛であったと考えられる．

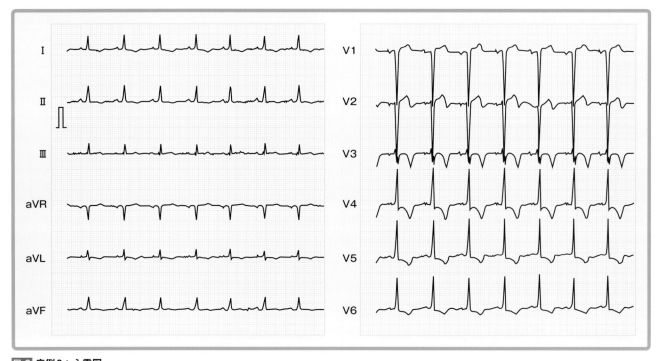

図6 症例2：心電図
右側胸部誘導でR波減高とST上昇，広範囲に陰性T波を認める．

期中ほどに後方移動する．重症大動脈弁狭窄症では頸動脈触診で遅脈を認めることがある[3,5]．

症例3：80代男性

〔既往歴〕とくになし．10年前より収縮期雑音を指摘されている．

〔服薬〕エナラプリル5 mg，ビソプロロール5 mg，スピロノラクトン25 mg，フロセミド20 mg，ワーファリン．

〔現病歴〕10年前より収縮期雑音を指摘されていたが自覚症状なく放置していた．

半年前に浮腫を認め，近医より総合病院紹介され心房細動，弁膜症の診断で投薬開始となる．

手術を勧められるも投薬開始後は無症状とのことで希望しなかった．近医より投薬を継続されていたが再評価のため当院紹介受診となった．無症状とのことだったがよく聞くと速歩で息切れを認めていた．

〔身体所見〕血圧 142/90 mmHg，脈拍 66回/分不整あり，呼吸数 18回/分．
頸静脈圧の上昇なし，下肢浮腫なし．

心尖部にLevine4度（振戦を触れる）の汎収縮期雑音を認める（図7）．収縮期雑音は心基部でも聴取するが最強点は心尖部であった．また心尖部でⅢ音およびCarey Coombs型雑音を認めた（図8）．聴診所見からは重症僧帽弁逆流症が考えられる．

心エコーを行ったところ，高度の僧帽弁逆流（図9）を認めた．また左室拡大，左室収縮能の低下を認めた．心不全悪化の既往，労作時息切れなどの自覚症状，聴診にてⅢ音およびCarey Coombs型雑音を伴う逆流性雑音，左室機能低下を伴う高度の僧帽弁逆流を認めることから，高齢ではあるが手術が必要であることを説明した．

症例4：80代女性

〔既往歴〕高血圧症にて近医で加療中

〔現病歴〕近隣の診療所で新型コロナウイルスのワクチン接種を受け，待機中に胸部不快感を訴えたため紹介来院となる．来院時には胸部症状は消失していた．4か月前から，買い物帰りの歩行中や階段上昇時に突然の呼吸困難感を自覚し，最近では週に1回程度出現していた．

〔来院時身体所見〕血圧 140/60 mmHg，脈拍 56回/分 整，呼吸数 18回/分．

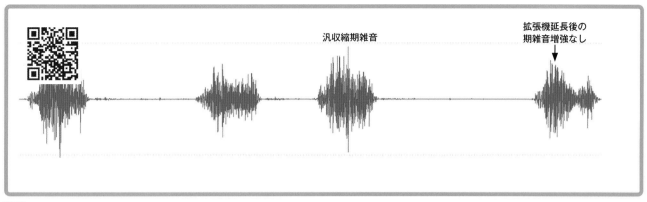

図7 症例3：聴診（心尖部膜型QR）
心尖部聴診（高音）．汎収縮期雑音を認める．心房細動のために脈拍不整を認めるが，拡張期延長後も雑音強度が変化しない現象は逆流性雑音に特徴的である．

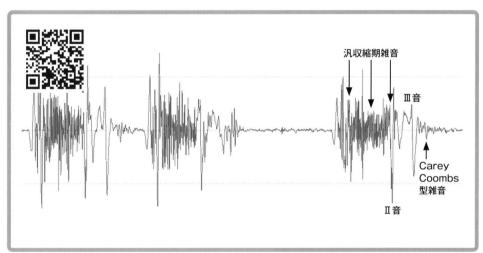

図8 症例3：聴診（心尖部ベル型）
心尖部聴診（低音）．Ⅱ音の後にⅢ音を認める．Ⅲ音に続く短い雑音（拡張期ランブル，Carey Coombs型雑音）は相対的僧帽弁狭窄のためである．

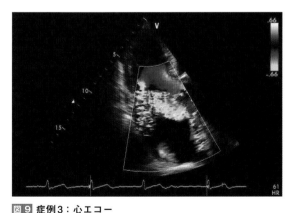

図9 症例3：心エコー
心尖部長軸断面．重症僧帽弁逆流を認める．

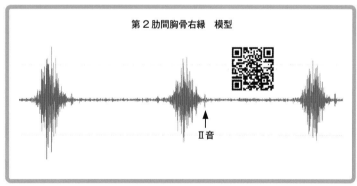

図10 症例4：聴診
第2肋間胸骨右縁での聴診．雑音は荒々しい漸増漸減のダイヤモンド型を呈している．Ⅱ音は減弱している．

聴診では，右鎖骨から心尖部にかけて3/6度の収縮中期雑音を認めた．雑音は頸部にも放散していた．雑音のピークは収縮期中ほどでⅡ音はやや減弱していた（図10）．

〔経過〕頸動脈の触診にて収縮期にゆっくりとした外向き拍動，遅脈を認めた（図11）．これらの身体所見

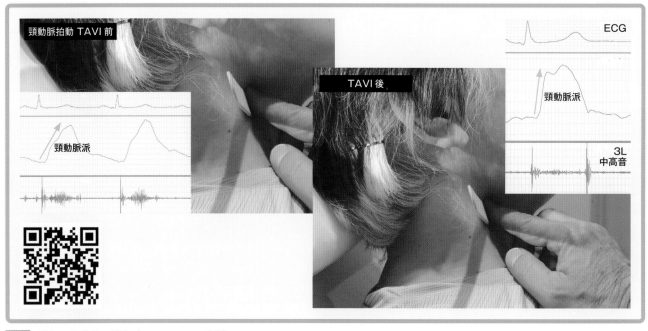

図11 症例4：頸動脈の観察 （Carotid TAVI前後）
頸動脈拍動．収縮期に頸動脈拍動が舌圧子の前方への動きとして観察される．図中に拍動の記録を示す．TAVI前にゆっくりした外向き拍動，遅脈を認める．TAVI後は遅脈が消失しすばやい拍動となっている．

からは有症候性の重症大動脈弁狭窄症が疑われた．ただちに病院紹介し，超重症大動脈弁狭窄症（大動脈弁通過血流5.2 m/秒，平均圧格差73 mmHg）の診断で経カテーテル大動脈弁置換術（TAVI）が施行された．術後は頸動脈の遅脈は消失した（図11）．労作時の胸部不快感は消失し元気に日常生活を送っている．

5. 拡張期雑音から大動脈弁逆流症を診断する

大動脈弁逆流症（aortic regurgitation；AR）では通常は第3-4肋間胸骨左縁が最強点のⅡ音から始まる漸減性の高調な拡張期雑音を聴取する．坐位前屈姿勢で聴診器の膜型を胸壁にしっかりと押し当てて呼気止めて聴診を行う．中等度以上の大動脈弁逆流症では心尖部でⅡ音からやや遅れて始まる低調な拡張期雑音（拡張期ランブル）を聴取することがありAustin Flint雑音と呼ばれる[3,5,7]．

症例5：40代男性

〔既往歴〕とくになし．3か月前の健診では異常所見なし．4時間前から胸痛を認めた．

来院4時間前の午前7時ごろに胸痛で覚醒した．胸痛は前胸部やや上方で8/10程度，冷汗を認めた．前胸部痛のためしばらく横になっていたが，少し改善したため午前11時ごろに自転車で当院受診．来院時に胸部不快感，呼吸困難感を認めるも全身状態は比較的良好だった．
〔身体所見〕身長190 cm，体重104 kg，血圧 右120/54 mmHg，左 122/50 mmHg，脈拍 62回/分 整，呼吸数 22回/分．
〔経過〕心電図では左側胸部誘導で陰性T波を認め虚血性心疾患も否定できない（図12）．しかし，胸部聴診を行ったところ第3肋間胸骨左縁が最強点のⅡ音から始まる漸減性の拡張期雑音（拡張早期雑音），収縮期駆出性雑音を認めた（図13）．拡張期雑音の減衰が急峻で急性重症大動脈弁逆流症が疑われた．収縮期駆出性雑音は中等度以上の大動脈弁逆流症に伴う相対的大動脈弁狭窄症と考えられる．また心尖部では低調な拡張期ランブル（Austin Flint雑音）を認めることからも中等度以上の大動脈弁逆流症が疑われた（図13）．経過から大動脈解離に伴う急性重症大動脈弁逆流症が疑われ，心エコーを行ったところStanford A型大動脈解離に伴う重症大動脈弁逆流を認めた（図14）．病院に緊急搬送し緊急手術となった．

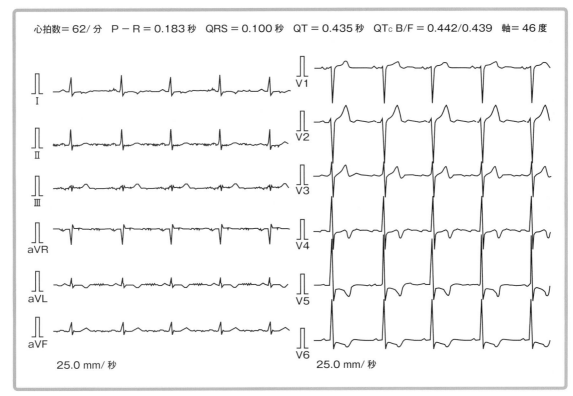

心拍数＝62/分　P−R＝0.183秒　QRS＝0.100秒　QT＝0.435秒　QTc B/F＝0.442/0.439　軸＝46度

25.0 mm/秒　　25.0 mm/秒

図12 症例5：心電図
左側胸部誘導でST，陰性T波を認める．

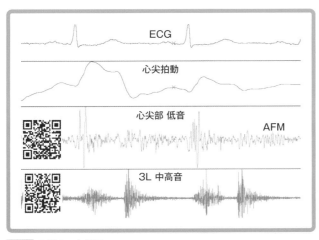

図13 症例5：心機図
最下段は第3肋間胸骨左縁での聴診．Ⅱ音から続き急峻に減衰する拡張期雑音（拡張早期雑音）を認める．収縮期に相対的大動脈弁狭窄症による漸増漸減型の駆出性雑音を認める．心尖部では拡張期半ばに低調な雑音（Austin Flint雑音）を認める．

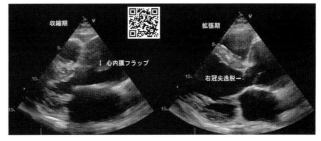

図14 症例5：心エコー
傍胸骨長軸断面．収縮期に上行大動脈内に心内膜フラップを認める．拡張期には大動脈弁右冠尖が左室内に落ち込んでいる．

おわりに

　以上は当院の外来で遭遇した症例であるが，いずれも身体診察が診断に重要な役割を果たしている．いつでも・どこでも手軽にできる身体診察を習得することで疾患の見逃しを減らし，次の適切な検査や治療に結びつけることができる．循環器身体診察の大切さを知っていただき，より興味をもって習得に取り組んでいただくことを願っている．

参考・引用文献
1）McGee S: *EVIDENCE-BASED PHYSICAL DIAGNOSIS* 3rd ed. ELSEVIER, 2012.
2）日本循環器学会・日本心不全学会：急性・慢性心不全診療ガイドライン（2017年改訂版）．（https://www.j-circ.or.jp/cms/wp-content/uploads/2017/06/JCS2017_tsutsui_h.pdf）（2022年12月閲覧）
3）大木　崇（監修），福田信夫（著）：心疾患の視診・触診・聴診．医学書院，2002.

4) 室生　卓：General Physician 循環器診察力腕試し―達人の極意，
マスター！ 金芳堂，2012.

5) 山崎直仁：循環器 Physical Examination 診断力に差がつく身体
診察！ 医学書院，2017.

6) McGee S: Etiology and diagnosis of systolic murmurs in adults.
Am J Med, 123: 913-921, 2010.

7) 坂本二哉（著），竹中　克・戸出浩之（編）：心エコーハンドブッ
ク 別巻 心臓聴診エッセンシャルズ．金芳堂，2012.

Profile

山本正治（やまもと まさはる）
山本内科 循環器科 院長
2007年に神戸で開催された第5回循環器 Physical Examination 講習
会から演者として参加させていただいております．講習会前に行われ
ていた演者の先生方との1泊2日の「合宿」で（マニアックな）議論
を交わすことが大変楽しみでしたが新型コロナウイルスのために中断
されています．早く復活することを願っています．

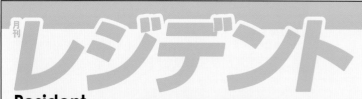

3

見た目でわかる視診の極意
〜頸静脈以外〜

中岡洋子

社会医療法人近森会 近森病院 循環器内科 部長

Point 1 視診の重要性について説明できる.

Point 2 視診の情報を診療に生かすことができる.

はじめに

視診から得られる情報は多い. たとえば, 患者の体格, 顔貌を確認するだけで推測できる疾患がある. また, 日焼けの状況で職業や日常生活を推測でき, 患者全体像の把握さらには全人的な医療につながることもある.

視診は, 病歴聴取の前から, 患者を診察室に招き入れるときから開始できる. 救急搬送されてくる患者では, ERへの移送中から可能である.

患者が身体から発している情報を見逃すことなくとらえ, 視診に続く触診, 聴診, 必要な検査の決定, 診断, 治療へとつなげていきたい.

本稿では, 循環器疾患においてとくに重要な疾患に加え, 遭遇することは多くないが知っておきたい疾患および病態の特徴的な視診を紹介する. なお, 頸静脈と心尖拍動については, 他稿を参照されたい.

1. 循環器疾患の視診

視診から推測できる循環器疾患および病態を **表1** に示す[1,2].

視覚からの情報は, 異常所見であっても知識がないと医学的な情報として活用できない. 知らない所見は教科書などで一度確認しておくことをお勧めする. また, Marfan症候群やDown症候群など, 視診のみで特定の症候群を想定できるものがある. それらについては, 合併しうる心血管疾患について整理しておきたい.

感染性心内膜炎

症例1：80代女性

〔主訴〕 発熱, 腰痛
〔現病歴〕 1週間ほど前から全身倦怠感を自覚するようになり, 2日前から38℃台の発熱も認めるようになったため受診した.
〔併存疾患〕 B型肝硬変, 2型糖尿病, 高血圧, 大動脈弁置換術後

表1 視診から推測できる循環器疾患および病態（文献[1, 2]を参考に作成）

部位	特徴	疑うべき疾患，合併する病態
身体の外観など	高身長，鳩胸・漏斗胸・側弯症，長い四肢，クモ状指，thumb sign，wrist sign	Marfan 症候群（僧帽弁逸脱，大動脈拡張，大動脈解離など）
	高身長，長い四肢	Klinefelter 症候群（僧帽弁逸脱，大動脈縮窄症）
	高身長，太い四肢	末端肥大症（高血圧，心筋症，伝導障害）
	低身長，翼状頸，両眼隔離症，色素性母斑，低耳介	Turner 症候群（大動脈縮窄症）
頭部・顔面・眼・耳・鼻	僧帽性顔貌（頬部の毛細血管拡張を伴う紅潮 /malar flush）	僧帽弁狭窄，低心拍出および慢性肺高血圧
	突発性の顔面~頸部の紅潮	Carcinoid 症候群（肺動脈弁狭窄，三尖弁狭窄・逆流）
	蝶形紅斑	SLE（心膜炎）
	小妖精顔貌	Williams 症候群（大動脈弁上狭窄，末梢性肺動脈狭窄）
	眼瞼裂斜上，鼻根部平坦・内眼角贅皮・舌突出・小耳	Down 症候群（心室中隔欠損，房室中隔欠損）
	斧様顔貌	筋強直性ジストロフィー（心伝導障害，不整脈，心不全）
	心拍に伴う頭部の前後方向の揺れ（De Musset 徴候）	大動脈弁閉鎖不全症
	眼球突出（Graves 顔貌）	甲状腺機能亢進症（心房細動，高心拍出性心不全）
	粘液水腫様顔貌	甲状腺機能低下症（徐脈，心のう液）
	眼窩の紫斑（アライグマの眼徴候〔racoon eye appearance〕）	AL アミロイドーシス
	眼瞼結膜点状出血	感染性心内膜炎
	眼瞼黄色腫	虚血性心疾患，脂質異常症
	耳朶の皺，耳毛	虚血性心疾患
	耳朶ウィンク徴候	三尖弁閉鎖不全症
	巨舌	AL アミロイドーシス，甲状腺機能低下症，末端肥大症，Down 症候群
内頸静脈	（他稿参照）	（他稿参照）
頸動脈	目立つ拍動	心拍出量増加（大動脈弁閉鎖不全症〔Corrigan 脈〕，甲状腺機能亢進症，貧血）
胸部	心尖拍動	心拡大（詳細は他稿参照）
	胸骨左縁膨隆	右室負荷
四肢	チアノーゼ，ばち状指	シャント疾患（右→左シャント），肺動静脈瘻
	Quincke 徴候	大動脈弁閉鎖不全症
	Raynaud 現象，爪上皮の出血点	強皮症などの膠原病（肺高血圧）
	上肢腫脹	上肢の深部静脈血栓症（Paget-Schroetter syndrome，Pancoast 症候群など）
	下肢浮腫	右心不全，深部静脈血栓症，低アルブミン血症，色素沈着を有する浮腫は鬱滞性皮膚炎
	突発性の蒼白・疼痛・冷感	末梢動脈塞栓
	心拍に伴うつま先の揺れ（Lincoln 徴候）	大動脈弁閉鎖不全症
	皮疹（Janeway 発疹〔平坦・無痛性の紅斑・出血斑〕，Osler 結節〔膨隆・有痛性〕）	感染性心内膜炎
	下肢壊死	CLTI（包括的高度慢性下肢虚血），糖尿病性壊死，コレステロール塞栓症
	アキレス腱肥厚	家族性高コレステロール血症（虚血性心疾患）
	腓腹筋の仮性肥大	Becker 型筋ジストロフィー（拡張型心筋症様の心病変）

〔身体所見〕意識清明，体温38.1℃，血圧 130/72 mmHg，脈拍 84回/分 整，SpO$_2$ 95%，両側眼瞼結膜出血あり（**図1**）．頸静脈は坐位では確認できない．心音 駆出性収縮期雑音Levine Ⅱ/Ⅵ度，肺音 正常，

腹部 特記すべきことなし，下腿浮腫なし，右第3指有痛性皮疹（Osler 結節），右第5指および両側足底，左第1趾に無痛性紅斑（Janeway 発疹）を認める（**図2**）．神経学的異常なし．

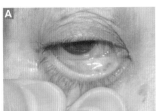

右眼瞼結膜出血　　　　左眼瞼結膜出血

図1 眼瞼結膜出血

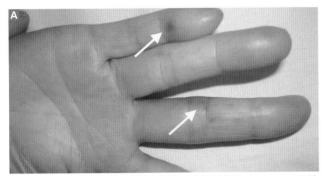

右第3指有痛性皮疹（Osler結節），右第5指無痛性紅斑（Janeway発疹）

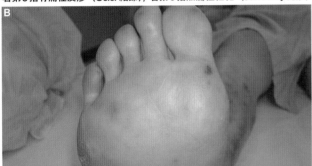

右足底の無痛性紅斑（Janeway発疹）

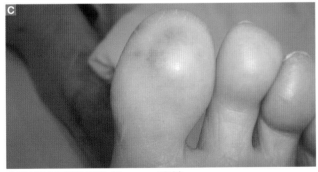

左第1趾の無痛性紅斑（Janeway発疹）

図2 手指，足趾

〔検査所見〕

Labo data：WBC 13100/μL，CRP 19.43 mg/dL，LDH 426 U/L.

血液培養：meticillin-susceptible *staphylococcus aureus*（MSSA）.

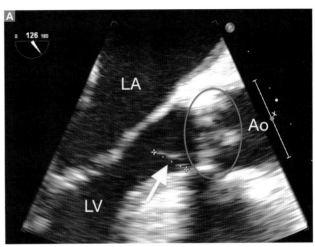

中部食道大動脈弁長軸像

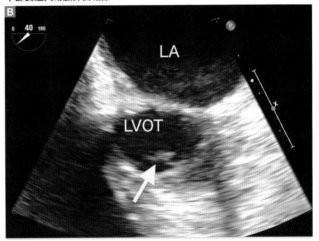

中部食道左室流出路短軸像

図3 経食道心エコー図

A：大動脈弁（生体弁）の弁尖肥厚（赤丸）ならびに左室流出路に10 mmの可動性のある疣腫（黄矢印）を認める．Ao＝大動脈，LA＝左房，LV＝左室.

B：左室流出路に10 mmの可動性のある疣腫（黄矢印）を認める．LVOT＝左室流出路.

経胸壁心エコー図：大動脈弁（生体弁）の左室流出路側に疣腫を疑う所見あり．

経食道心エコー図：大動脈弁（生体弁）の弁尖肥厚ならびに10 mmの可動性のある疣腫を認める．弁輪膿瘍なし，弁座の動揺なし（図3）.

頭部CT：両側頭頂部に脳出血.

頭部MRI：両側多発性脳梗塞，頭頂部脳出血，感染性脳動脈瘤なし.

胸部〜骨盤造影CT：両側腎梗塞，肝硬変.

〔診断〕人工弁感染性心内膜炎（起炎菌：MSSA）（修正Duke診断基準）[3].

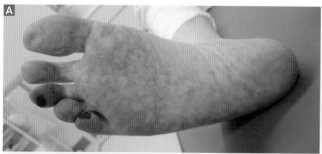

右足底

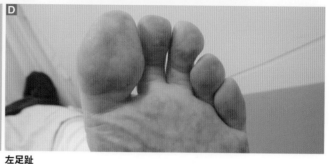

右足趾

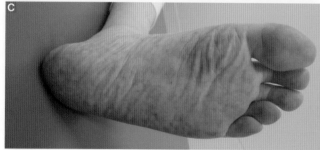

左足底

左足趾

図4 コレステロール塞栓症
A：右足底，趾基部，趾腹に網状および斑状の紫斑が多発している．
B：右3，5趾では大豆大程度の黒色乾燥壊死を伴い，同部に圧痛および接触痛を認める．
C：左足底にも網状および斑状の紫斑が多発している．
D：左足趾の網状および斑状の紫斑．

視診のまとめ

感染性心内膜炎に特徴的な視診として，結膜出血，手掌や足底の無痛性紅斑（Janeway発疹，頻度5～10%），有痛性皮疹（Osler結節，頻度3～10%），爪下出血斑（splinter hemorrhage，頻度10%）がある[4]．全例で認められるものではないが，診断の一助になる．

血液培養は結果が出るまでに数日を要することが多い．臨床的に疑わしい場合は視診の情報も参考に，より積極的に感染性心内膜炎を疑う状況か否かを判断し，心エコー図やその他の画像検査（CT・MRIなど）を早い段階で実施するなどして，迅速な診断および合併症の把握に結びつけたい．

コレステロール塞栓症

症例2：70代男性

〔主訴〕右足の痛み，色調変化
〔現病歴〕2か月前に急性前壁心筋梗塞に対して経皮的冠動脈ステント留置術（percutaneous coronary intervention；PCI）を施行している．また，心尖部血栓に対して，ワルファリンを内服している．数週間前から右足の痛みと色調不良が出現したため来院した．

〔併存疾患〕高血圧，2型糖尿病，陳旧性前壁心筋梗塞/PCI後，心尖部血栓

〔身体所見〕意識清明，体温36.9℃，血圧 132/64 mmHg，脈拍 78回/分 整，SpO₂ 98%．頸静脈は臥位枕で拍動の上端が頸部中程の高さ，心音および肺音は正常，腹部は特記すべきことなし，下腿浮腫なし．動脈は両側大腿，膝窩，足背，後脛骨すべて良好に触知可能．両足底と趾基部，趾腹に網状および斑状の紫斑（livedo reticularis）が多発している．右3，5趾では大豆大程度の黒色乾燥壊死を伴い，同部に圧痛および接触痛を認める（図4）．

〔検査所見〕Labo data：WBC 8100/μL（Eosino 13.1%，実数 1100/μL），CRP 1.73 mg/dL，BUN 35.3 mg/dL，CRE 2.99 mg/dL，eGFR 17.0 mL/分/1.73 m²（2か月前BUN 14.5 mg/dL，CRE 0.65 mg/dL，eGFR 90.4 mL/分/1.73 m²）．

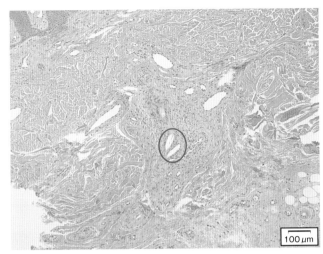

図5 コレステロール塞栓症：皮膚生検病理（右1趾腹の紫斑部）
軽度拡張した動脈内に紡錘形の裂隙を伴う塞栓を認める．

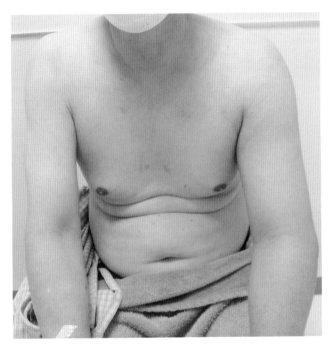

図6 左上肢の腫脹

皮膚生検病理（右1趾腹の紫斑部）：真皮中間層で，周囲に線維化を伴い境界不整な小動脈の増生巣が散見される．軽度拡張した動脈内に紡錘形の裂隙を伴う塞栓を認める（図5）．
〔診断〕コレステロール塞栓症

視診のまとめ

コレステロール塞栓症は，大動脈のプラークが破綻しコレステロール結晶による末梢動脈塞栓をきたす疾患である．塞栓は腎臓の他，皮膚，消化管，脳などさまざまなところに生じうる．自然に発症することもあるが，カテーテル治療や抗凝固療法後に発生する[5]．本症例では2か月前のカテーテル治療と，心尖部血栓に対しての抗凝固療法の両者が関与していた可能性がある．

皮膚病変の出現頻度は75〜96％に及ぶといわれ，典型的なものはblue toe症候群と網状皮斑である．患部の足趾は青色，チアノーゼとなり，進行すると潰瘍や壊疽となり切断を要することもある．動脈触知はしばしば可能である．網状皮斑は下腿の他，臀部や体幹に生じることもある[5]．

上肢の深部静脈血栓症

症例3：60代男性

〔主訴〕左上肢の腫脹
〔現病歴〕既往歴のない健康な男性．2日前から誘引なく左上肢が腫脹しはじめ，改善しないため受診した．
〔身体所見〕意識清明，体温36.6℃，血圧120/80mmHg，脈拍78回/分 整，SpO₂ 98％．心肺腹部に特記すべき異常なし．左上肢の腫脹および把握痛を認める（図6）．動脈触知は良好．下腿浮腫なし．
〔検査所見〕胸部X線写真：心胸比40％で肺野に異常なし．
Labo data：WBC 14000/μL，RBC 482 ×10⁴/μL，Hb 17.0 g/dL，Plt 12.0 ×10⁴/μL，D-dimer 4.2 μg/mL，抗カルジオリピン抗体IgG 13 U/mL，ループスアンチコアグラント 0.9，抗カルジオリピンβ₂-GP1複合体抗体 1.2 U/mL以下，プロテインC活性 121％，プロテインS活性117％．
胸部〜骨盤単純および造影CT：左鎖骨下静脈〜上腕静脈に粗大な血栓を認める．単純CTで高吸収であり，新鮮血栓が疑われる（図7）．明らかな腫瘍性病変は指摘できない．肺血栓塞栓症なし．
下肢静脈エコー：深部静脈血栓なし．

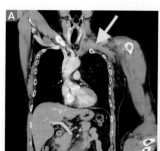
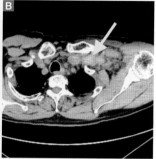

造影CT　　　　　　　　単純CT

図7 胸部〜骨盤単純および造影CT
A：左鎖骨下静脈〜上腕静脈に粗大な血栓を認める（黄矢印）.
B：単純CTで高吸収であり新鮮血栓が疑われる（黄矢印）.

〔診断〕**パジェット・シュロッター症候群**（Paget-Schroetter syndrome；PSS）

視診のまとめ

　上肢の深部静脈血栓症の発生頻度は低く，深部静脈血栓症全体の2％程度である[6]．中心静脈カテーテルやペースメーカーなどにより医原性に発生するもの，肺がんや縦隔腫瘍による圧迫により発生するもの，胸郭出口症候群が原因で生じるPSSなどがある．本症例はPSSであった．

　上肢の深部静脈血栓症では，患側の上肢に浮腫を認め，対側と比較して周囲長が長くなる．チアノーゼを呈することもある．胸部や肩周囲に静脈の側副血行路を認める症例もある（Urschel徴候）[7]．

筋強直性ジストロフィー

症例4：40代男性

〔主訴〕めまい感，転倒，後頭部打撲
〔現病歴〕筋強直性ジストロフィー，2型糖尿病で通院中である．浮動性めまいを感じた後，後ろ向きに転倒した．後頭部を打撲したため家人が救急要請し，搬送された．
〔身体所見〕意識清明，体温36.8℃，血圧132/92 mmHg，脈拍78回/分 整，呼吸回数20回/分，SpO₂ 94％（室内気）．斧様顔貌，禿頭あり（図8）．四肢の筋肉は萎縮し，筋力低下（MMT 4/5）を認める．
〔検査所見〕心電図：洞調律，1度房室ブロック，完

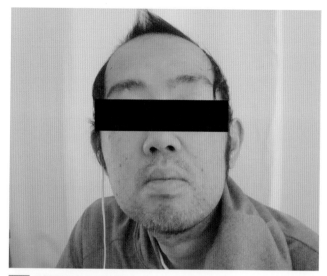

図8 筋緊張性ジストロフィー
40代男性．筋強直性ジストロフィー（斧様顔貌，禿頭）.

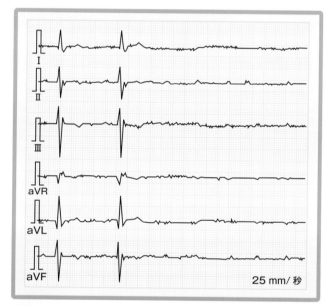

25 mm/秒

図9 心電図
突然QRSが脱落.

全右脚ブロック，左軸偏位.
頭部CT：外傷性くも膜下出血，急性硬膜外血腫，頭蓋骨骨折.
Labo data：Glu 241 mg/dL，HbA1c 6.9％，BNP 6 pg/mL.
〔経過〕転倒によるくも膜下出血および急性硬膜外血腫で脳神経外科に入院になった．第2病日，心電図で突然QRSが脱落し（図9），15秒の心停止を生じ失

神した．失神の原因はアダムストークス発作と診断し，ペースメーカー植え込み術を施行した．

〔診断〕 高度房室ブロックによる失神

視診のまとめ

筋強直性ジストロフィーは進行性の筋萎縮・筋力低下をきたす疾患である．診断の手がかりとして斧様顔貌，禿頭という視覚的な特徴を有する．症状は多岐にわたり，筋症状以外に不整脈（心房細動，心房粗動など心房性不整脈が多い）や心伝導障害，中枢神経症状，耐糖能障害，消化管機能異常，白内障などを発症しうる[8]．

特徴的な顔貌から筋強直性ジストロフィーを疑う患者が動悸や失神の症状を訴えた場合は，不整脈の可能性を考え診療にあたる必要がある．

うっ滞性皮膚炎

症例5：70代女性

〔主訴〕 下腿浮腫，呼吸困難

〔現病歴〕 高血圧，心房細動などで他院に通院中であった．以前から認めていた下腿浮腫がここ2か月で増悪し，呼吸困難も伴うようになり外来を受診した．

〔身体所見〕 意識清明，血圧 110/50 mmHg，脈拍 72回/分 不整，呼吸回数 20回/分，SpO$_2$ 93%（nasal 4 L）．頸静脈：収縮期陽性波，耳たぶウィンク徴候，Kussmaul徴候あり．心尖拍動：外側下方に偏位，腹部：肝拍動あり．下腿浮腫（陥凹の回復時間〔pit recovery time〕40秒以上）および同部に色素沈着を認める（図10）．

〔検査所見〕

胸部X線写真：両側胸水を認める．

心電図：心房細動．

心エコー図：重症三尖弁閉鎖不全症．

Labo data：BNP 759 pg/mL．

〔診断〕 重症三尖弁閉鎖不全症による右心不全，うっ滞性皮膚炎

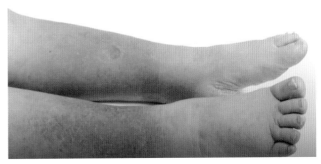

図10 色素沈着を伴う下腿浮腫うっ滞性皮膚炎
左下腿の陥凹は pit recovery time を確認した跡．

視診のまとめ

下腿浮腫が長期に及ぶと，うっ滞により血管外に漏出した赤血球が分解されヘモジデリンとなり色素沈着を引き起こす．浮腫の時間経過を考えるうえで，重要な所見である[2]．

なお，本症例では重症三尖弁閉鎖不全症による頸静脈の収縮期陽性波，耳たぶウィンク徴候，Kussmaul徴候も認めた．

おわりに

視診は患者の全体像の把握や，疾患により現れる微細な変化を捉えるうえで大切である．また，昨今オンライン診療が普及してきており，今後視診の重要性は増していくと思われる．

視診は比較的容易に習得できる所見もあれば，訓練が必要なものもある．身につけるためには，日々の診療で視診を忘れず，また診断が確定した後も，特徴的な徴候がないか，改めて「診にいく」ことを習慣にすることをお勧めする．視診の醍醐味を理解し，今後の診療に活かしていただきたい．

参考・引用文献

1) Mangione S（著），金城紀与史・前野哲博・岸本暢将（訳）：身体診察シークレット．メディカル・サイエンス・インターナショナル，2009．

2) 山崎直仁：循環器Physical Examination 診断力に差がつく身体診察！ 医学書院，2017．

3) Li JS, Sexton DJ, Mick N, et al.: Proposed modifications to the Duke criteria for the diagnosis of infective endocarditis. Clin Infect Dis, 30: 633-638, 2000.

4) 日本循環器学会：感染性心内膜炎の予防と治療に関するガイドライン（2017年改訂版）．https://www.j-circ.or.jp/cms/wp-content/uploads/2017/07/JCS2017_nakatani_h.pdf（2022年12月閲覧）

5) Scolari F, & Ravani P: Atheroembolic renal disease. *Lancet*, 375: 1650-1660, 2010.

6) 日本循環器学会：肺血栓塞栓症および深部静脈血栓症の診断，治療，予防に関するガイドライン（2017年改訂版）．https://js-phlebology.jp/wp/wp-content/uploads/2019/03/JCS2017_ito_h.pdf（2022年12月閲覧）

7) Lawless SM, & Samson R: Urschel's Sign in Paget Schroetter Syndrome. *Am J Med*, 130: e537, 2017.

8) 日本神経学会（監修），「筋強直性ジストロフィー診療ガイドライン」作成委員会（編集）：筋強直性ジストロフィー診療ガイドライン2020．南江堂，2020.

Profile

中岡洋子（なかおか ようこ）
社会医療法人近森会 近森病院 循環器内科 部長
1975年 生まれ．1999年 高知医科大学 卒業．高知医科大学 老年病科，高知県立安芸病院 内科，近森病院 内科，高知県 安芸保健所 勤務を経て，2005年より近森病院 内科，循環器内科 勤務．

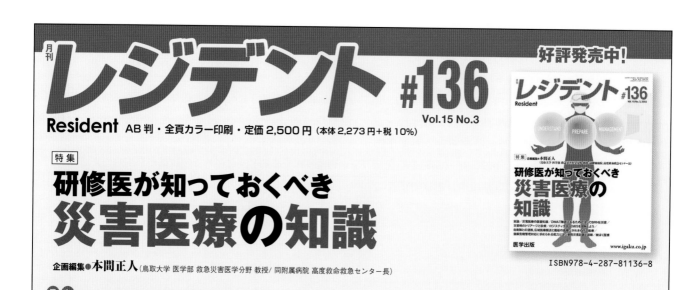

4

頸静脈を診察したい！
〜結局熱い，収縮性心膜炎〜

林田晃寛
心臓病センター榊原病院
竜操整形外科病院

Point ① 坐位で頸静脈を観察し，右房圧が上昇しているかどうか判断できる．

Point ② 頸静脈拍動パターンから心疾患を推定できる．

はじめに

● 頸静脈には内頸静脈と外頸静脈があり，内頸静脈のほうが外頸静脈よりも心臓から直線をなすため，圧の観察には有用である[1]．

● 内頸静脈でも外頸静脈でも坐位で頸静脈拍動を認める場合は，右房圧は上昇している．

● 右房圧が上昇している場合，通常は三尖弁逆流を反映し，収縮期陽性波として観察される．収縮期と拡張期にそれぞれ陥凹する場合は収縮性心膜炎を，収縮期にのみ陥凹する場合は心タンポナーデを疑う[1]．

1. 頸静脈の診断法

頸静脈には内頸静脈と外頸静脈がある．内頸静脈のほうが外頸静脈よりも心臓から直線をなすため圧の観察には有用である（図1）[1]．臥位では心臓と高さがほぼ同じであるため，多くの人で拍動パターンの観察が可能である．患者にベッドにもたれかかってもらい，ベッドの角度を徐々に上昇させ，頸静脈拍動が見えなくなる位置が右房圧を反映している．心臓のゼロ点である右房の位置から垂直で何cmあるかで右房圧を推定する．

最も簡単で確実な方法は，坐位で頸静脈の拍動が見えれば右房圧の上昇があると判断する方法である．内頸静脈でも外頸静脈でも，坐位で頸静脈拍動を認める場合は，右房圧は上昇している．

静脈のトーヌスが亢進している場合，そこまで右房圧が高くなくても，坐位での頸静脈拍動を観察する場合がある（このときは患者を緊張させているのかもしれない）．

坐位での頸静脈拍動が観察できる場合，鎖骨の上で観察できるわけで，心房の位置から15 cm以上は高い位置で観察していることになり，すなわち15 cmH$_2$O（水柱センチメートル）である．これに約0.75を掛ければ水銀柱ミリメートルになるので，10 mmHgとなる．通常の生体で10 mmHg以上の右房圧を必要とすることはほぼないので異常である[1]．

右房圧が上昇する病態はほとんどは両心不全であり，表現系としては右心不全をみていると考える．

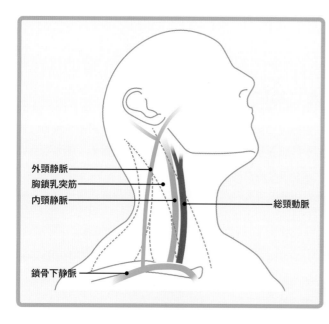

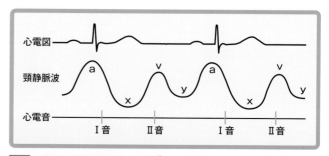

図2 正常者の頸静脈波形（文献[1]より引用）
a波：心房の収縮. 心房細動では見えない. 正常者の陽性波はa波が見えている.
x谷：心房の弛緩, 次いで右室収縮による三尖弁輪下降に伴って心房が引き伸ばされる（心房の拡張）. 心房細動では心房の拡張性が悪いのでx谷は浅い.
v波：静脈還流による右房圧上昇.
y谷：三尖弁開放で右房圧低下.

図1 頸静脈の解剖（文献[1]より引用）
内頸静脈は上大静脈から真っ直ぐなのに対し, 外頸静脈は鎖骨下静脈から分岐しており, 右房の圧を反映するのは内頸静脈がベストである. ただし, 内頸静脈は胸鎖乳突筋の胸骨枝に隠れているので, その拍動は, 血管直接ではなく伝播する皮膚の拍動を観察している.

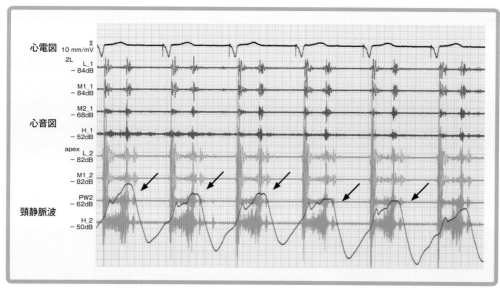

図3 両心不全患者の頸静脈波形
両心不全によって右房圧が上昇している場合は, 通常中等症以上の三尖弁逆流を伴う. そのため, 収縮期陽性波（矢印）として観察される.

　右房圧が上昇していない場合は, 臥位で頸静脈拍動パターンを観察する（図2）[1]. 臥位で内頸静脈の拍動を認めない場合は, 猪首（肥満）か, 脱水か, 著明に右房圧が上昇しているかである.

2. 疾患各論

心不全

　心不全において, 坐位で頸静脈拍動が観察される場合は,

ほぼ全例が収縮期陽性波＋拡張期 y波の組み合わせである. この状態は右房圧上昇＋三尖弁逆流を表していると考えるとわかりやすい[1]（図3）. 坐位で頸静脈拍動が観察される場合, 右心不全の合併（多くは左心不全から来る）であり, 予後不良のサインである.

収縮性心膜炎

　心膜（epicardおよび, pericard）の硬化によって, 心臓全体の拡張が制限され, 静脈還流障害と低心拍出量を主

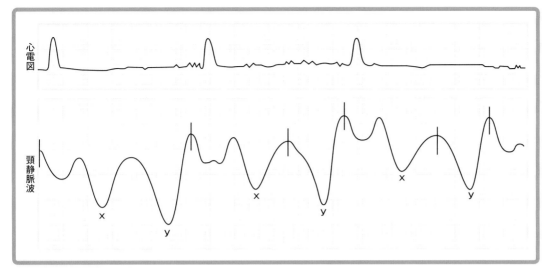

図4 収縮性心膜炎の頸静脈波形（文献[1]より引用）
右房圧が上昇した状態では通常y谷が目立って観察される．本症例のように，右房圧が上昇し，x波とy波がM型（もしくはW型）のように観察される場合は収縮性心膜炎を疑う．

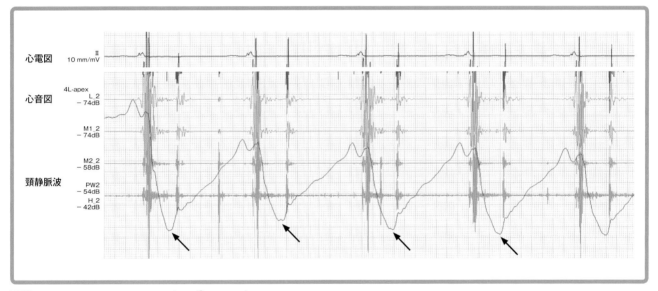

図5 心タンポナーデの頸静脈波形（文献[1]より引用）
右房圧が高い場合はy谷が見えるのが普通である．本症例のように収縮期のx谷（矢印）しか観察できない場合は，心タンポナーデを疑う．

病態とする．右房圧が上昇するため，坐位で頸静脈拍動が観察できるが，その際は明瞭なx波，y波を認め，y波のほうがx波よりも深くなる．この頸静脈拍動は，1心周期に2回の引っ込みとして観察されるので，特徴的な「ポンポン」という波形になる（図4）[1]．

　徐脈だと，相対的に右房圧が上昇するので坐位での頸静脈拍動がしやすくなり，頻脈だと観察しにくくなる．これはすなわち，収縮性心膜炎であっても心拍数を稼げば（頻脈であれば）手術をせずに利尿薬だけで観察可能な症例もあることを意味する[2]．

心タンポナーデ

　心膜液貯留に伴って，心膜腔の圧が上昇し，心腔への血液流入が阻害される病態である．拡張早期の心房から心室への流入障害であるため，y波の消失を特徴とする．坐位で頸静脈拍動が観察されるにもかかわらず，x波のみしか観察できない場合は，右房圧が上昇しているのに拡張早期に右房から右室への還流障害を示しているので，タンポナーデを強く疑う（図5）[1]．

クスマウルサイン（Kussmaul's sign）とは[3]

　吸気時に頸静脈拍動がより明瞭に観察される現象である．坐位で頸静脈拍動を観察し，吸気時に拍動の頂点がより高くなれば陽性である．吸気で静脈還流は増加するが，その増加分に対し，右心系が受け入れられない状態を表すため，右心不全の存在を意味し，予後不良のサインである．右心系Ⅲ音とともに観察されることが多い[1]．

収縮性心膜炎と心タンポナーデを見きわめるPoint[1]

　収縮性心膜炎ではクスマウルサイン（Kussmaul's sign）を認めるが，心タンポナーデでは認めない．収縮性心膜炎は，拡張早期の右房から心室への流入が顕著であるが，心タンポナーデは拡張早期の心室への血流障害を特徴とする．

　収縮性心膜炎と心タンポナーデでは，心タンポナーデのほうが奇脈を生じやすい．吸気時の胸腔内圧低下による心腔内圧の反応は，心タンポナーデのほうが大きいためである[4]．

おわりに

　臨床的に知りたいことは右房圧が上昇しているのかどうかであり，具体的な圧の数字ではない．坐位で頸静脈の拍動が見えれば右房圧の上昇があると判断できる．頸静脈は心臓とつながっているので，波形を観察することで心臓のダイナミズムに触れてほしい．

参考・引用文献
1) 吉田　清（監修），林田晃寛（著）：Physical Examination からみた循環器の病態生理．南江堂，2022．
2) 水野　篤（監修）：エキスパートが答える循環器領域25の疑問～ガイドラインとパワーワードで紡ぐ暗黙知．日本医事新報社，2020．
3) Arita T,& Hayashida A: Kussmaul's sign due to right ventricular pacing completely disappeared after atrial pacing. *BMJ Case Rep*, 11: e228041, 2018.
4) 林田晃寛：身体所見での心タンポナーデと収縮性心膜炎の鑑別法．Heart view, 25：140-143, 2021.

Profile

林田晃寛（はやしだ あきひろ）
心臓病センター榊原病院
竜操整形外科病院
1997年 九州大学 医学部 卒業．九州大学 第一内科と関連病院で研修後，2006年から川崎医科大学 循環器内科．2014年 心臓病センター榊原病院，2023年より現職．

5

触診の極意
〜心尖拍動と動脈触知〜

齊藤 輝[1]，水野 篤[2]

1) 聖路加国際病院 循環器内科 医員
2) 聖路加国際病院 循環器内科・医療の質管理室 室長

Point 1 心尖拍動の正常な位置が説明できる.

Point 2 求心性肥大，遠心性肥大の心尖拍動の特徴を説明できる.

Point 3 ショック時のおおよその血圧が推察できる.

Point 4 正常な動脈触知に触れ，異常に備えることができる.

はじめに

今回，私に与えられたテーマである触診だが，徐々に失われつつある技術のように思われ，危機感を覚える. 90年代は初期研修医の入院時カルテの70%程度に心尖拍動について記載されていたが，現在では10%程度の記載率にまで減少しているとの報告がある. 新型コロナ流行に伴いさらに少なくなってきている可能性もある. 触診は触れることにより患者の得られる満足感，安心感もあり，重要な身体診察の1つである.

1. 心尖拍動

心臓の位置の把握

心尖拍動を理解するためには，心臓が身体のどこに位置しているかの把握が大事である. 図1に身体における心臓の位置を記載した. 心臓の前面の大部分は右室が占めており，胸骨裏から胸骨左縁に位置する. 後述する通り，右室拍動を触知する際は，胸骨左縁で触れる. 左室は右室の左後方にあり下部にいくほど細くなり，その先端が心尖部とよばれる. 左室の前中隔壁が前方に動き，肋骨に衝突することで心尖拍動が生じる.

手技

着衣を上げ胸部を露出し，仰臥位で観察する. 正常な心尖拍動は鎖骨中線付近の第5肋間で叩くような感じ（tapping）でしか触知できない. 指腹を体表に平たく押しつけて観察する（図2）. 正常でも約30%程度の患者しか触知できない. 仰臥位で触知困難であれば左側臥位にする. それでも難しければ，息を吐いたところで止めさせることで，心臓が体表に近くなるので触知しやすくなる. 上級医として後輩に指導する際は舌圧子をおいて観察する方法もある. 舌圧子によって拍動が増幅して視覚的にも心尖拍動が観察できる（図3）.

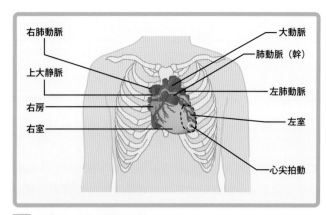

図1 体表からみた心臓の位置

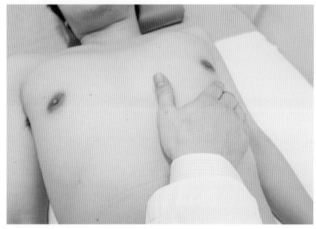

図2 心尖拍動の触れ方

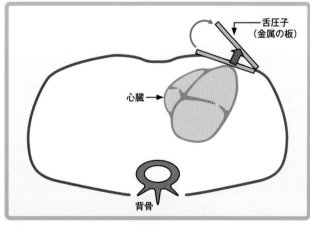

図3 舌圧子による心尖拍動の観察

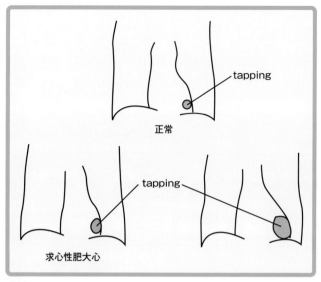

図4 心尖拍動の位置

な時間は収縮期の初めの2/3よりも短いが，肥大心（求心性もしくは遠心性肥大）になると，持続時間が延長し，S2（II音）まで続くこともある．遠心性の肥大では拍動の位置が鎖骨中線よりも外側に位置するようになる．一方，求心性肥大のみでは拍動の位置は変わらない．すなわち，

求心性肥大（高血圧性や大動脈弁狭窄症など）＝拍動の位置正常＋持続

遠心性肥大（拡張型心筋症や大動脈弁/僧帽弁閉鎖不全症など）＝拍動の位置外側＋持続

になる（図4）．

傍胸骨拍動（右室拍動）

指腹を傍胸骨左縁の第3-5肋間に当てて，右室の収縮期拍動を触知できるか診察する（図5）．通常では触知できないが，右室の圧負荷または容量負荷を認める際に触知できる．右室の圧負荷を伴う疾患としては肺高血圧症をきたす疾患，右室の容量負荷をきたす疾患としては心房中隔欠損症が代表的である．

触れ方の異常と位置の異常

肥大心になると隆起（heaved）してくるような力強い触知となり，持続時間も長くなる．正常であれば触知可能

2. 動脈触知

動脈触知で絶対に知らなければいけないことは，ショック時の動脈触診による血圧の推測である．収縮期血圧

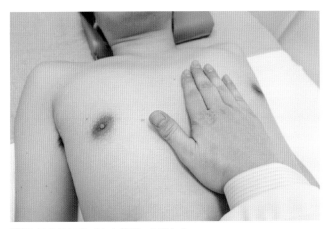

図5 傍胸骨拍動（右室拍動）の触れ方

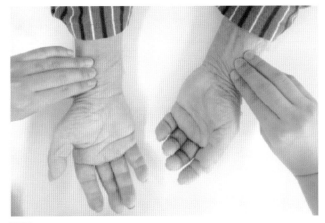

図6 橈骨動脈の触知の仕方

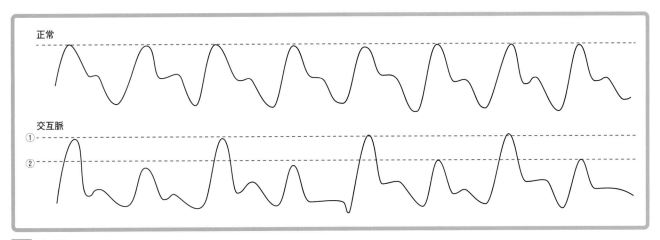

図7 交互脈

60 mmHg以上で頸動脈，70 mmHg以上で大腿動脈，80 mmHg以上で橈骨動脈が触知できる．

橈骨動脈

通常の診察での動脈触知は橈骨動脈で行うことが多い．2-4指の指腹を手首の橈側，屈側面に当てて行う（**図6**）．触れにくい際は，手首を屈曲してもらうと触れやすくなる．両側同時に行い，脈の左右差，速さ，リズム，大きさに気をつける．動悸症状がある患者に対しては，症状時の脈の速さ，リズムの把握を患者自身でも行えるようにするために，患者への指導も大事である．これにより症状が不整脈なのかどうか，有症状時に，徐拍化する薬剤（ベラパミルなど）が安全に使えるかどうかのおおよその把握ができる．ただ，この役割はウェアラブルデバイスの発展により，徐々にとって代わられているかもしれない．

脈の左右差が生じる疾患としては，大動脈解離が代表的である．大動脈解離の患者においては経過中に解離の進行により新規の左右差が生じていないかの確認も重要である．他にも大動脈炎症候群，鎖骨下動脈狭窄／閉塞などの動脈の異常でも脈の左右差が出てくる．とくに慢性的な経過の場合，患者自身から上肢の虚血症状を訴えてくるのはまれである．動脈硬化のリスクが高い患者では，普段のルーティンの診察に脈拍の左右差を加えて，異常が疑われた場合に血圧の左右差があるか測定することが大事である．当直中にショックということで呼び出されたが，実は鎖骨下動脈狭窄側の低い血圧を測定していただけで，対側の血圧で測定すると普段の血圧と変わらなかったということを，この1年で2度ほど経験した．普段から脈の左右差を意識しておくことは大事である．

脈拍の強い・弱いが規則的に交互に出現する交互脈を認めることもある（**図7**）．交互脈は虚血性・弁膜性心疾患，

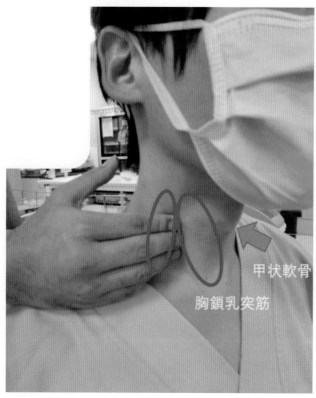

図8 頸動脈触知の仕方
甲状軟骨から横に滑らせ，赤丸の胸鎖骨乳突筋の間で触知できる．

高血圧，特発性心筋症などによる重度の左心不全を疑う所見である．交互脈はマンシェットを用いて，上腕動脈を圧迫するとよりわかりやすくなる．橈骨動脈を触れながら，マンシェットをまいて通常の血圧測定と同様にカフ圧を上げ，収縮期血圧を測定する．図7の①の高さでコロトコフ音を聴取しはじめた後，カフの減圧をやめる．するとマンシェットの圧は①と②の間の高さとなり，強い脈拍しか触知できない．さらに減圧をし，②の圧を下回ると弱い脈拍も触知でき，突然脈拍数が2倍となる．通常①と②の圧較差は15 〜 20 mmHg である．最初は集中治療室で動脈ラインが挿入され，動脈ラインでの交互脈が観察できている患者で試してみるのがわかりやすくてよいだろう．

頸動脈

あご先を少し挙上させて，甲状軟骨（いわゆる喉仏）から2指，3指腹を横にすべらせていくと，胸鎖乳突筋の間隙に触れられることが多い（図8）．両側同時に行うと徐

脈反射を引き起こすことがまれにある．また，動脈硬化の強い患者ではまれに塞栓症を引き起こすといわれており，注意深く行う必要がある．

通常では短い時間の軽く叩くような拍動として触れる．橈骨動脈と同様，交互脈を認める場合がある．また収縮期に2度の拍動を触れる場合があり，二峰性脈といわれる．これは中等度以上の大動脈弁逆流症や閉塞性肥大型心筋症などで認められる．1回拍出量が低下するような重度の大動脈弁狭窄症，循環血液量減少，低拍出性心不全ではゆっくりとした立ち上がりで脈圧の小さい弱い脈を触れる小遅脈が認められる場合がある．また逆に，検者の指を素早く強く叩く大脈といわれる現象もある．これは脈圧が上昇するような大動脈弁逆流症や，脈圧が正常でも急速に左室から血流が駆出される重症の僧帽弁閉鎖不全症や閉塞性肥大型心筋症で生じる．

下肢動脈

下肢閉塞性動脈硬化症や急性下肢虚血を疑う際に確認することが多い．下肢閉塞性動脈硬化症は，患者から症状を訴えてこない場合もあり，動脈硬化リスクの高い患者においては一度確認しておいたほうがよいだろう．動脈の触知のみでなく，下肢冷感や蒼白，無毛なども確認する．とくに冷感は，片側性であれば動脈疾患による異常の可能性が高い．下肢閉塞性動脈硬化症が重症となると，難治性の潰瘍を生じる．重症下肢虚血といわれる状態である．治療が遅延すると潰瘍の進行による下肢壊疽，骨髄炎などの下肢の重症感染症が生じてくる可能性があり，見逃さないよう注意する．

触診する下肢動脈としては，代表的なものとして大腿動脈，膝窩動脈，足背動脈，後脛骨動脈がある．

大腿動脈は動脈採血やショックの際の脈拍触知などにも利用される．鼠径靭帯すなわち上前腸骨棘と恥骨結合の中間のやや足側を深く押すと触知する．鼠径靭帯と鼠径溝とを勘違いしている人をみかけるが，下肢の付け根にある皮膚の皺は鼠径溝といわれ鼠径靭帯とは異なる．鼠径靭帯はより上方にあたる．大腿動脈は鼠径靭帯と鼠径溝の間の高さで触知できることが多い．肥満患者などで触知が難しい

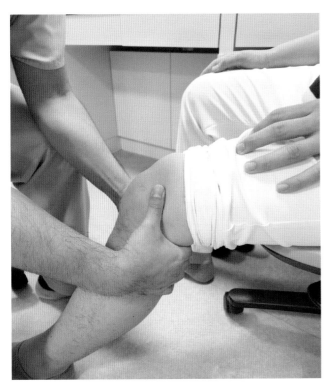

図9 膝窩動脈

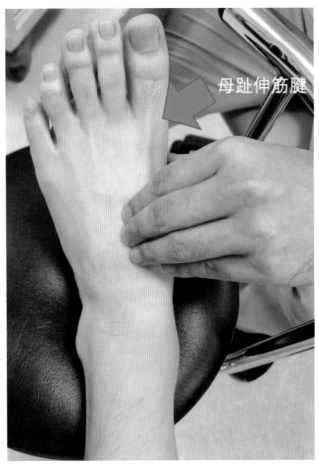

図10 足背動脈の位置
母趾伸筋腱の外側に触れる.

場合は，触知している手の上に反対側の手をのせるとうまくいくことがある.

膝窩動脈は患者の膝を屈曲させてリラックスした状態にして，検者の両手の指先を患者の膝後面でちょうど触れるようにして膝窩を深く押すと触知できる（図9）. ただ，膝窩動脈は深い位置にあり正常でも触知が難しいことがある. 難しい場合には患者を腹臥位にして，患者の膝を90°屈曲させ，検者の肩に下腿をのせた状態で両手の母指で膝窩を深く押すと触れることがある.

足背動脈は母趾伸筋腱の外側を走行している. 浮腫などでわかりにくい場合は母趾を伸展させて母趾伸筋腱を明確にし，その外側を探すとわかりやすい（図10）.

後脛骨動脈は内果の後下方に2，3指腹を置くと触れやすいが，太った人や浮腫がある場合には拍動が難しいときがある（図11）.

拍動が難しい場合に，自身の指先の拍動を患者の下肢動脈の拍動と混同してしまうことがある. 自信が持てない場合は自身の頸動脈や橈骨動脈などを触れて，自身の心拍数を数えながら患者の拍動を触れると混合しにくくなる.

下肢動脈の触知が微弱，もしくは触れにくい部位があれば，足関節上腕血圧比（ankle brachial index；ABI）による下肢の血圧測定やCT，MRI，下肢動脈エコー，カテーテル検査で画像検査を行い診断確定させる. 自身がとった所見で解剖学的にどの血管に狭窄／閉塞があるか想定してから，画像検査を行うとより病態への理解が深まるであろう.

閉塞性動脈硬化症が進行した重症下肢虚血は他科を受診し入院になることが多いため，診断にまで時間がかかる場合がある. 早期診断が重要な病気であり，最後に実例を提示し理解を深めていただきたい.

症例：65歳男性

〔主訴〕 **発熱**
〔病歴〕 来院2年前に狭心症に対して冠動脈バイパス術後，来院1年前に糖尿病性腎症で透析導入になって

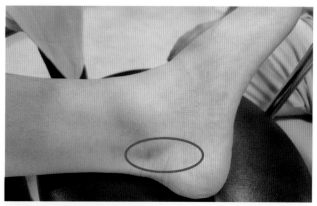

図11 後脛骨動脈の触知の仕方
内顆の後下方である赤丸部位で触れる.

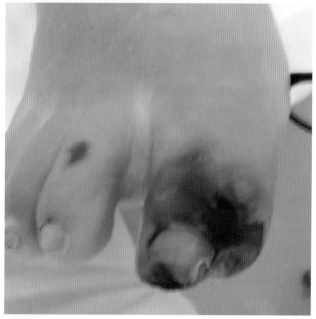

図12 右第1趾の黒色壊死
下肢潰瘍に加え，無毛も認める.

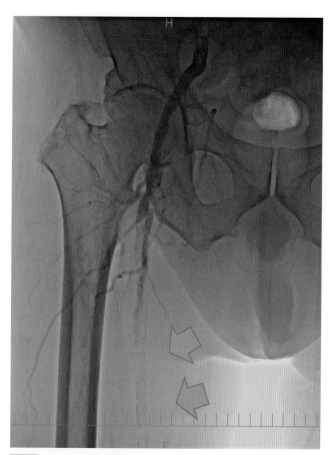

図13 カテーテル検査結果
右矢印部位の浅大腿動脈で閉塞を認めている.

いる．来院3週間前から右第1趾に創傷を認め，ガーゼで保護していた．来院3日前から微熱，嘔吐，食欲低下を認め，当院の救急外来を受診した．37.8℃の発熱，右第1趾周囲の腫脹，黒色壊死（**図12**），WBC 1万3800/μL，CRP 22.72 mg/dLと炎症反応上昇を認めた．右第1趾の蜂窩織炎の診断で感染症科に入院となった．

〔入院後経過〕抗菌薬加療が開始，疼痛，発熱持続するため創部管理目的に，入院4日目に形成外科コンサルテーション，デブリードマンが施行された．入院時の血液培養および創部培養からは連鎖球菌が検出され

た．創部の潰瘍は改善傾向には乏しく，入院10日目にABIを測定するも，両側ABIとも測定不能であり，下肢閉塞性動脈硬化症の関与が疑われて循環器内科コンサルテーションとなった．入院時を含めて下肢動脈触知の記載なく，診察してみると両側とも足趾冷感，大腿動脈は触知できるも膝窩動脈，足背動脈，後脛骨動脈は触知できず．両側浅大腿動脈での閉塞が疑われた．下肢動脈カテーテル検査を施行したところ，両側浅大腿動脈の閉塞を認めた（**図13**）．同部位に対するカテーテル治療を行い，創傷改善傾向となり入院45日目に退院となった．

〔症例振り返り〕本症例は蜂窩織炎の診断で入院となったが，重症下肢虚血を併発している判断に時間を要している．蜂窩織炎であれば下肢の熱感を通常生じるが，本症例では下肢冷感を認めていた．また，動脈硬化リスクの高い患者であり，入院時に下肢動脈触知を試み

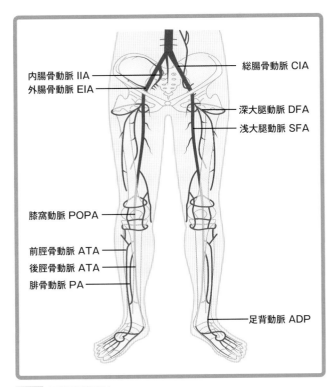

図14 下肢動脈解剖

内腸骨動脈 IIA
外腸骨動脈 EIA
総腸骨動脈 CIA
深大腿動脈 DFA
浅大腿動脈 SFA
膝窩動脈 POPA
前脛骨動脈 ATA
後脛骨動脈 ATA
腓骨動脈 PA
足背動脈 ADP

ていれば，下肢血流の低下にすぐに気が付くことができたはずである．下肢動脈触知の際には下肢動脈の解剖（図14）をもとに触知困難な部位から閉塞病変を想像し，CT，カテーテル検査などの画像診断を行うと理解がより深まる．ちなみに本症例は，入院時に造影CTが実は施行されている．ただ，石灰化が強く下肢動脈の狭窄・閉塞が評価困難であり，読影レポートでは下肢動脈の閉塞がとくに指摘されていない．画像情報よりも身体所見が診断の手がかりになるよい見本である．このように，重症下肢虚血は循環器以外の診療科が初診となる場合がある．下肢の創，感染，疼痛を認めた際，下肢動脈の触知をすることは，循環器内科に限らず必要な身体診察である．

おわりに

画像検査へのアクセスが非常によくなってきていることや新型コロナの流行から，徐々に身体診察を行う機会が減ってきているように思われる．触診は自身の手を使って患者の身体を把握する手法であり，患者とのコミュニケー

ションツールの1つとなり患者の満足感を得られやすい手技である．また，画像検査へのアクセスがよい場所で常に診療ができるとは限らない．日頃から動脈触知を行い，正常な動脈触知の感じを知っておかないと，検査機器の少ない病院で異常に遭遇したときに対応できない可能性がある．普段からの触診が大事である．

参考・引用文献
1) Oliver CM, Hunter SA, Ikeda T, *et al.*: Junior doctor skill in the art of physical examination: a retrospective study of the medical admission note over four decades. *BMJ open*, 3: e002257, 2013.
2) Bickley LS, Szilagyi PG, Hoffman RM（著），有岡宏子・井部俊子・山内豊明（日本語版監修）：ベイツ診察法 第3版．メディカル・サイエンス・インターナショナル，2022.
3) McGee S（著），徳田安春（総監訳），志水太郎・平島　修・和足孝之（監訳）：マクギーのフィジカル診断学 原著第4版．診断と治療社，2019.
4) 吉川純一：心臓病診断学の実際 理学的所見，心音・心機図，心エコー図からのアプローチ．文光堂，1988.
5) 吉川純一（編著），室生　卓・竹本恭彦・江原省一ほか（著）：循環器フィジカル・イグザミネーションの実際．文光堂，2005.

Profile

齊藤　輝（さいとう あき）
聖路加国際病院 循環器内科 医員
循環器全般が診察できるよう，日々精進しております．

水野　篤（みずの あつし）
聖路加国際病院 循環器内科・医療の質管理室 室長
2005年 京都大学 医学部 卒業．神戸市立中央市民病院（現：神戸市立医療センター中央市民病院）初期研修．2007年 聖路加国際病院．フィジカルに関しての臨床および研究も日々勉強させていただいております．

6

聴診の極意
〜心音の基本と，過剰心音を
なんとか聴き分けたい〜

柴田 敦

大阪公立大学大学院 医学研究科 循環器内科学 病院講師

Point **1** 聴診部位を正しく説明できる.

Point **2** Ⅰ音とⅡ音を正確に鑑別できる.

Point **3** Ⅱ音の分裂について説明できる.

Point **4** Ⅲ音の意味を説明できる.

Point **5** Ⅳ音を聴きうる疾患を挙げられる.

はじめに

聴診を行う前に，視診・触診を行うことが重要である．左室拡大を伴う疾患などでは，適切な心尖部の聴診のためには視診・触診による心尖部の同定が必須である．頸動脈拍動，頸静脈拍動，胸壁の拍動の観察は心雑音の鑑別に有用であり，これのみで聴診前に診断に至り，聴診にて確認をするといったことも少なくない．さらに，聴診に視診・触診を組み合わせることで疾患の重症度の推定に有用なことが多い．

聴診は静かな環境で行うことが重要である．また，患者への配慮を欠いてはならない．聴診器を当てることにより，患者・医者間の信頼関係構築にも役立つといわれることもあるが，そのためにも患者の羞恥心に配慮することや聴診器を温め患者に不快な思いをさせないことも重要である．

聴診器の使い方も重要である．聴診器の集音部（chest piece）には膜型とベル型があり，膜型は高調な音を，ベル型は低調な音を集音できるように設計されている．膜型は胸壁上にしっかりと押し当て，ベル型は胸壁に軽く触れる程度に当てる．ベル型を強く押し当てると低調な音は減弱し，ときには消失してしまうことがあるため注意が必要である．

1. 聴診の基本

聴診の部位・体位

聴診部位にとくに決まりはない．従来，聴診部位は第2肋間胸骨右縁・左縁，第4肋間胸骨左縁，第5肋間鎖骨中線が心臓内の4つの弁から発する心音・心雑音を最もよく聴取できる部位として提唱されているが，心室や大血管の拡大によっては聴診領域は大きく変化する（図1）[1]．

体位も決まりはないが，坐位と臥位，仰臥位と側臥位では所見が異なることがあるため注意が必要である．Ⅲ音やⅣ音，心尖部ランブルなどは左側臥位で聴取されやすく，心不全症例や僧帽弁疾患で有用であり，大動脈弁逆流症が疑われる症例では前屈位での聴診が有用なこともある．

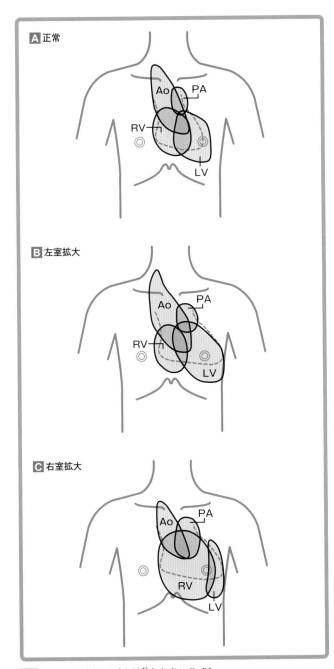

図1 心臓の聴診領域（文献[1]を参考に作成）
Ao：大動脈領域，PA：肺動脈領域，LV：左室領域，RV：右室領域.

聴診のポイント

　心内圧と心音の関係を**図2**[1]に示す．聴診に際しては，まずⅠ音とⅡ音の同定が必要である．Ⅰ音は房室弁の閉鎖を反映し，Ⅱ音は半月弁の閉鎖を反映する．基本的には音量はⅠ音＞Ⅱ音で間隔はⅠ音-Ⅱ音（収縮期）＜Ⅱ音-Ⅰ音

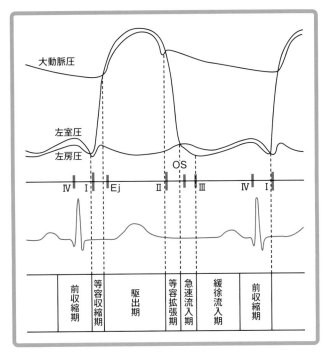

図2 心内圧と心音の関係（文献[1]より改変）
Ej：大動脈駆出音，OS：僧帽弁開放音.

（拡張期）である．頻拍ではⅠ音とⅡ音の区別が困難となることもあり，その場合は，頸動脈や心尖拍動を観察し，拍動の立ち上がりの直前に聴こえる音がⅠ音と判断する．橈骨動脈を触知しながら聴診を行う方法も有用である．Ⅰ音とⅡ音の同定に次いで過剰心音を確認する．そして，心雑音の有無や性状を確認していく．通常，呼吸音によって心音は聴取しにくくなるので，呼吸を停止ないし小さくして聴診するが，呼吸性変動も重要であり，強制呼吸を促し分裂様式や音量の変化を確認する．

2. 心音

Ⅰ音

　Ⅰ音は房室弁（僧帽弁および三尖弁）の閉鎖を反映する．Ⅰ音の音量は病態を反映することが多い．Ⅰ音の減弱は心機能の低下や心電図でのPQ延長を反映するため，PQ延長がなければ心機能の低下を疑い心エコーで確認すべきである．Ⅰ音の減弱にⅡ音の減弱も伴う場合は心囊液貯留を疑う．一方，Ⅰ音の亢進が心尖部で認められた場合は僧帽弁成分の音量増大が示唆され，僧帽弁狭窄や左房粘液腫，心

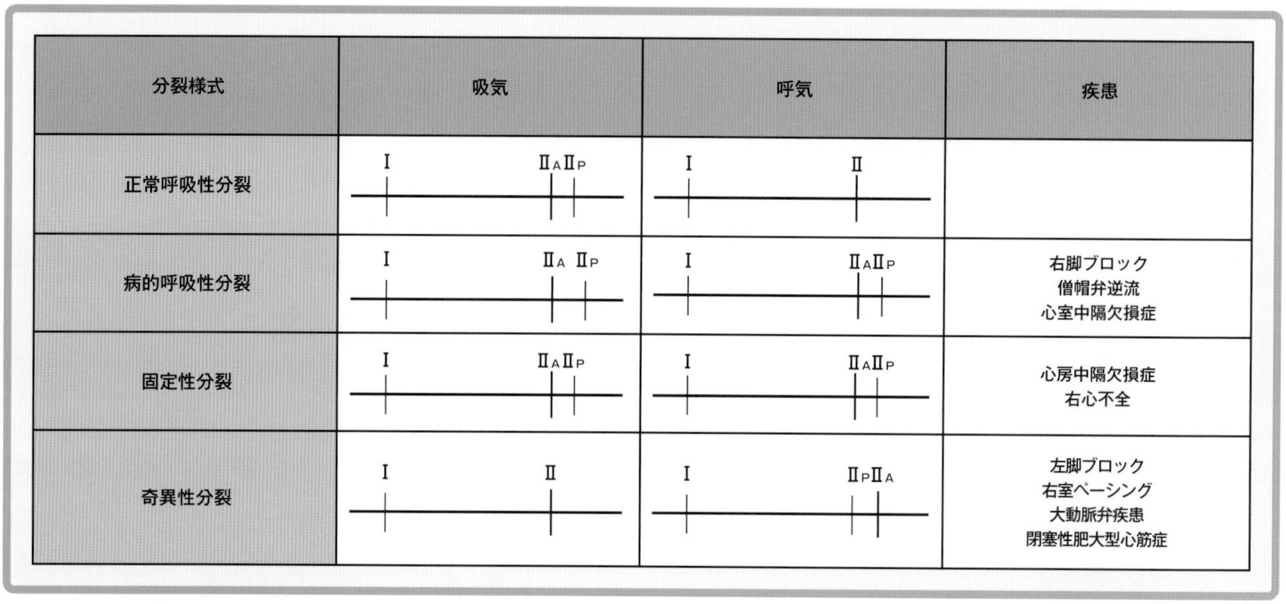

分裂様式	吸気	呼気	疾患
正常呼吸性分裂	I　　ⅡAⅡP	I　　Ⅱ	
病的呼吸性分裂	I　　ⅡA ⅡP	I　　ⅡAⅡP	右脚ブロック 僧帽弁逆流 心室中隔欠損症
固定性分裂	I　　ⅡAⅡP	I　　ⅡAⅡP	心房中隔欠損症 右心不全
奇異性分裂	I　　Ⅱ	I　　ⅡPⅡA	左脚ブロック 右室ペーシング 大動脈弁疾患 閉塞性肥大型心筋症

図3 Ⅱ音の分裂様式と疾患

収縮力増強などを考慮すべきである．Ⅰ音の亢進が胸骨左縁下部で認められた場合は，三尖弁成分の音量増大が示唆されるが，Ⅰ音の三尖弁成分のみが特異的に亢進を示す病態としては，心房中隔欠損症，エプスタイン奇形などがある．

Ⅰ音の分裂は両房室弁閉鎖時相の不一致により生じる生理的現象で，健常者の約70%で認められる．通常，僧帽弁の閉鎖にわずかに遅れて三尖弁の閉鎖が起こるため，分裂間隔は非常に短いが，病的な分裂は三尖弁の閉鎖遅延をきたす完全右脚ブロック，エプスタイン奇形などにおいてみられる．Ⅰ音の逆分裂，すなわち僧帽弁の閉鎖が遅れる現象は完全左脚ブロックや右室心内膜ペーシング，僧帽弁狭窄などで認めうるが，頻度はまれである．

Ⅱ音

Ⅱ音には大動脈成分ⅡAと肺動脈成分ⅡPがある．中年期以降の成人でⅡPが聴取できるのは通常第3・4肋間胸骨左縁のみで，Ⅱ音の分裂を評価するには第3肋間胸骨左縁での聴診が必要である．通常ⅡPはⅡAに比べて小さい．ⅡP亢進の基準は「第3肋間胸骨左縁でⅡAよりもⅡPが大きい」「心尖部でⅡPを聴取する（分裂がわかる）」である．ⅡP亢進は肺高血圧を示唆する所見であり，急性発症の呼吸困難においてこのⅡP亢進は急性肺塞栓症の可能性を示唆する

きわめて重要な意味を持つ．

Ⅱ音の分裂は臨床的に重要である．図3にⅡ音の分裂様式と示唆される病態をまとめる．正常呼吸性（生理的）分裂は呼気時に単一で吸気時にⅡPが遅れることで分裂が生じる場合をいう．吸気時にⅡ音が分裂する機序としては，吸気時は胸腔内圧の低下に伴い右室充満が増大し，右室1回拍出量が増大する結果，右室駆出時間が延長し，ⅡPの出現が遅れることと考えられている[2]．病的呼吸性分裂は呼気時に分裂し，吸気時にさらに分裂間隔が増す場合をいう．右室収縮の電気的な遅延（完全右脚ブロックなど）や右室駆出時間の延長（肺動脈狭窄など）で生じる．固定性分裂は，Ⅱ音分裂間隔が呼吸相を通じてほとんど変化しない場合をいい，心房中隔欠損症に特徴的な分裂様式である．心房中隔欠損症における固定性分裂の機序としては，吸気時には静脈還流は増加しても，左右短絡量が減少することによって相殺され，また呼気時には静脈還流は減少するが，左右短絡量が増加することで相殺され，結果として呼吸相を通じて右室流入量はほとんど変化しないことが考えられている[3]．奇異性分裂は，ⅡAの遅延，またはⅡPの早期出現によりⅡAがⅡPの後に生じる結果，Ⅱ音の分裂が吸気時に消失し，呼気時に明瞭となる場合をいう．ⅡAの遅滞をきたす場合，すなわち左室収縮の電気的な遅延（完全左脚ブロックなど）や左室駆出時間の延長（大動脈弁狭

窄症や閉塞性肥大型心筋症など）が原因の大部分を占める．

単一Ⅱ音は呼吸相を通じてⅡ音が分裂しない場合をいい，Ⅱ音両成分の重合または一方の消失による．Ⅱ音両成分の重合は奇異性分裂が軽度の場合に認められ，健常高齢者でも認められる．一側Ⅱ音の消失はⅡ$_A$が消失する重症大動脈弁狭窄症やⅡ$_P$が消失する重症肺動脈弁狭窄，極型ファロー四徴症などでみられる．

3. 過剰心音

Ⅲ音

Ⅲ音は拡張早期過剰心音で，僧帽弁開放直後の心室への急速な血液の充満により発生するとされている[4]．Ⅲ音は正常Ⅲ音と病的Ⅲ音に分類でき，左心性Ⅲ音と右心性Ⅲ音がある．正常Ⅲ音は若年健常者にみられ，心尖部に限局して聴かれる鈍い心音で，50歳以上では認められない．病的Ⅲ音は正常Ⅲ音が病的に亢進したもので，通常正常Ⅲ音より音量が大きく，正常Ⅲ音が徐脈で明瞭になるのに対し，病的Ⅲ音は頻脈で明瞭となるなどの特徴がある．病的Ⅲ音は，絶対的または相対的な心室拡張期負荷の増大により出現する．絶対的心室拡張期負荷の増大は，房室弁逆流や左右短絡による房室弁通過血流の増大によって生じ，左心系では僧帽弁閉鎖不全症や心室中隔欠損症が，右心系では三尖弁逆流や心房中隔欠損症などが原因となる．一方，相対的心室拡張期負荷の増大は心室筋が障害され，房室血流の増大なしに負荷が増大するもので，通常心室の拡大と心室充満圧の上昇を伴う．左心系に病的Ⅲ音を聴取する場合，左室充満圧の上昇した心機能低下例や逆流量が多いか心機能が低下した僧帽弁閉鎖不全症を考慮する必要があり，病的Ⅲ音は治療介入が必要なことを示唆する重要な所見である．

過剰心音はおしゃべりをするように，ときには歌うようにリズムを感じて聴取することが聴取のコツである．Ⅲ音は「おっかさん」のリズムで聴取する．左心性Ⅲ音は心尖部で聴取し，左側臥位で呼気時に（心臓が胸壁に近づくため）最もよく聴取される．右心性Ⅲ音は胸骨左縁・下端で聴取し，仰臥位での吸気時（胸腔内の陰圧により右室充満量が増大するため）に最もよく（時に吸気時のみ）聴取できる．

Ⅳ音

Ⅳ音は拡張末期の心房収縮によって発生する心音で，Ⅰ音の直前に聴取する．健常者では聴取せず，心房負荷が生じ心房収縮が亢進した状態で聴取する．Ⅳ音を生じる病態としては，①心筋の肥大，虚血あるいは線維化による心室壁のコンプライアンス低下，②うっ血性心不全（左室拡張末期圧の上昇），③高心拍出状態，④急性房室弁逆流などがある．左心系Ⅳ音を聴取するのは，心筋梗塞急性期，心筋梗塞慢性期で左室拡張末期圧の上昇がある場合，肥大型心筋症，心筋炎，高血圧性心肥大など左心に障害がある場合である．これらに心不全を生じるとⅢ音も同時に聴取されるようになり四部調律となる．なお，Ⅳ音は心房収縮に由来するため，心房細動では生じない．

Ⅳ音聴取のコツは，Ⅲ音が「おっかさん」のリズムで聴取するのに対して，Ⅳ音は「おとっつぁん」のリズムで聴取することである．左心性Ⅳ音は低音で，心尖部のみで聴取され，左側臥位でよく聴取できる．右心性Ⅳ音は胸骨左縁で最強となり，吸気時に増強する．Ⅲ音もⅣ音も聴取できる四部調律は，馬の駆け足のように聴こえることからギャロップ音（奔馬調律）といわれるが，この場合「おとっつぁん」の「ん」が強くなる感じである．

重合奔馬調律

重合奔馬調律は，頻拍のある患者でⅢ音およびⅣ音がある場合に聴取され，頻拍により拡張期が短縮することで2つの音が重なり合い，1つの音のように聴取される．強いⅢ音およびⅣ音は，左側臥位で心尖部に触知可能となることがある．

駆出音

駆出音は半月弁開放の突然停止により生じる鋭い心音で

ある．駆出音はⅠ音と明瞭に分離できる高調な心音であり，大動脈駆出音は心尖部から第4肋間胸骨左縁で最強となり，大動脈領域に伝達される．大動脈弁の器質的異常（大動脈弁狭窄・逆流，大動脈二尖弁）の他，左心拍出量の増大，上行大動脈の拡大によっても生じる．大動脈駆出音は大動脈二尖弁や大動脈の拡大を示唆する重要な所見である．肺動脈駆出音は，肺動脈弁の器質的異常（肺動脈弁狭窄），右心拍出量の増大（心房中隔欠損症，甲状腺機能亢進，貧血など），肺動脈圧の上昇（肺高血圧症），肺動脈の拡大などで生じる．

房室弁開放音

　生理的条件下での房室弁の開放は通常音を発しないが，房室弁の器質的異常やある種の血行動態異常の際には，房室弁の開放運動の突然の停止に伴って過剰心音が生じ，これを房室弁開放音（opening snap；OS）という．OSを生じる病態としては，房室弁の器質的異常である僧帽弁狭窄と三尖弁狭窄が最も重要であるが，房室弁運動振幅の増大するエプスタイン奇形などでも生じる．

その他の過剰心音

　収縮期の過剰心音に僧帽弁逸脱の収縮期クリックがある．収縮期クリックは僧帽弁逸脱に特徴的な収縮中～後期の過剰心音である．心尖部から胸骨左縁下方に聴取される高調な心音で，僧帽弁の最大逸脱時点に一致して聴取される．

　拡張期の過剰心音にOSの他に，収縮性心膜炎の心膜ノック音，心房粘液腫のtumor plop soundがある．心膜ノック音は収縮性心膜炎に聴取される拡張早期過剰心音で，心尖部から胸骨左縁にかけて広範囲に聴かれ，高調成分と低調成分の両者を含んでいる．Tumor plop soundは左房粘液腫にみられる拡張早期過剰心音である．通常，心尖部に最強点があり，Ⅲ音より高調，OSより低調である．本心音の成因は，急速に僧帽弁口に下降した腫瘍と僧帽弁の衝突，あるいは腫瘍の下降運動の急激な停止と考えられており，腫瘍の下降運動が僧帽弁口まで到達しない例では，この過剰心音は出現しない．

4. 心音が診断の手掛かりとなる疾患

拡張型心筋症

　拡張型心筋症では心機能低下の反映として，Ⅰ音，Ⅱ音は低くなる傾向があるが，非特異的である．拡張型心筋症の14.5%に左脚ブロックを認め，Ⅱ音の奇異性分裂を認めるようになり，さらに心不全が加わるとⅡₚの亢進を伴うようになる．本症におけるもっとも重要な所見はⅢ音とⅣ音の存在である．Ⅳ音は左室拡張期コンプライアンスの低下と左房収縮の増強を反映し，左心機能がある程度代償された状態でみられる．これに対して，Ⅲ音は収縮末期における左室残留血液量の増大および左室充満圧の上昇による心室拡張期負荷の増大の反映で，代償不全状態で出現する．したがって，本症ではまずⅣ音が先行し，病期が進行すればⅢ音が加わり四部調律を形成する．

　収縮期雑音のないⅢ音を聴取した際には，弁膜症や先天性心疾患による心不全は考えにくく，また，陳旧性心筋梗塞は病歴や心電図から比較的容易に診断可能であるため，残るは本症ということになる．

肥大型心筋症

　肥大型心筋症では高頻度にⅣ音を認める[5]．肥大型心筋症のⅣ音は高調成分に富んでおり，比較的明瞭で認識しやすいことが多い．左室心筋のスティフネスが増大しているため強力な左房収縮によって左房圧が急激に上昇することが関与していると考えられている．左室内腔狭窄を有さない肥大型心筋症ではⅡ音の病的呼吸性分裂を示すことが多い．これは左室腔の狭小化と左室収縮性の増大によって左室の駆出が早期に終了しⅡₐの出現が早まるためである．一方，閉塞性肥大型心筋症ではⅡ音は単一ないし奇異性分裂を示すことが多く，これは左室内腔狭窄により駆出に時間を要することによりⅡₐの出現が遅れるためである．

　閉塞性肥大型心筋症では偽駆出音が聴かれることもある．偽駆出音は収縮早～中期過剰心音で，通常の駆出音より出現が遅い．僧帽弁の収縮期前方運動（systolic anterior movement；SAM）と心室中隔との接触開始また

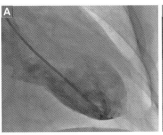 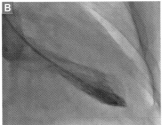 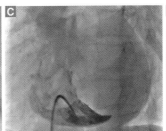 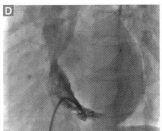

左室拡張期 | 左室収縮期 | 右室拡張期 | 右室収縮期

図4 右室流出路狭窄を呈した肥大型心筋症例（文献[6]より引用）

表1 再改訂版肺高血圧症臨床分類（ニース分類〔2013年〕）（文献[7]より引用）

第1群 肺動脈性肺高血圧症（PAH）	2.2 左室拡張不全
1.1 特発性 PAH	2.3 弁膜疾患
1.2 遺伝性 PAH	2.4 先天性 / 後天性の左心流入路 / 流出路閉塞および先天性心筋症
1.2.1 BMPR2	第3群 肺疾患および / または低酸素血症に伴う肺高血圧症
1.2.2 ALK-1, ENG, SMAD9, CAV1, KCNK3	3.1 慢性閉塞性肺疾患
1.2.3 不明	3.2 間質性肺疾患
1.3 薬物・毒 ＋A11:A24 物誘発性 PAH	3.3 拘束性と閉塞性の混合障害を伴う他の肺疾患
1.4 各種疾患に伴う PAH	3.4 睡眠呼吸障害
1.4.1 結合組織病	3.5 肺胞低換気障害
1.4.2 HIV 感染症	3.6 高所における慢性曝露
1.4.3 門脈圧亢進症	3.7 発育障害
1.4.4 先天性心疾患	第4群 慢性血栓塞栓性肺高血圧症（CTEPH）
1.4.5 住血吸虫症	第5群 詳細不明な多因子のメカニズムに伴う肺高血圧症
第1'群 肺静脈閉塞性疾患（PVOD）および / または肺毛細血管腫症（PCH）	5.1 血液疾患：慢性溶血性貧血，骨髄増殖性疾患，脾摘出
第1"群 新生児遷延性肺高血圧症（PPHN）	5.2 全身性疾患：サルコイドーシス，肺組織球増殖症，リンパ脈管筋腫症
第2群 左心性心疾患に伴う肺高血圧症	5.3 代謝性疾患：糖尿病，ゴーシェ病，甲状腺疾患
2.1 左室収縮不全	5.4 その他：腫瘍塞栓，線維性縦隔炎，慢性腎不全，区域性肺高血圧症

は，SAMの突然の停止に一致して聴取される.

肥大型心筋症では通常駆出性雑音は聴取しないが，閉塞性肥大型心筋症では駆出性雑音を聴取する．駆出性雑音は左室内腔狭窄による駆出性雑音が大部分を占めるが，右室流出路狭窄による駆出性雑音も混在することがある．右室流出路狭窄を呈する肥大型心筋症の1例を図4[6]に示す.

肥大型心筋症では聴診所見の他に，頸静脈の視診で増高したA波を認めること，心尖拍動の触診でA波を触れる抬起性拍動（二峰性拍動）を触れることが特徴である．明瞭なIV音を含め，これらはいずれも強力な心房収縮を反映しており，心房細動では消失する.

肺高血圧症

肺高血圧症は表1[7]に示すように5群に大別されるが，肺高血圧症をきたすと，その原因にかかわらず，聴診所見としてはIIPの亢進が必発し，ほかに肺動脈駆出音，Graham-Steell雑音（肺動脈弁逆流性拡張期雑音），三尖弁逆流性雑音，肺動脈性駆出性収縮期雑音，右心性IV音の5所見のいずれかが加わる．IIP亢進は本症の最も重要な聴診所見であるが，IIP亢進の基準は先に述べた通り「第3肋間胸骨左縁でIIAよりもIIPが大きい」「心尖部でIIPを聴取する（分裂がわかる）」である．さらに，肺高血圧症に伴うIIP亢進は胸骨左縁上方で衝撃として触知しうる．肺動脈駆出音は肺動脈の拡大，肺血流量の増大あるいは肺血管抵抗の増大に伴って生じ，肺高血圧症ではほとんどの例で認められる．肺高血圧症に伴う肺動脈駆出音は，肺高血圧症が高度になるほど等容収縮時間が延長するため，出現時相が遅くなり，高調かつ音量が大きいといった特徴がある．右心性IV音は右室コンプライアンス低下と右室拡張末

表2 症状と心不全診断における感度・特異度（文献[10]をもとに作成）

徴候	感度	特異度	陽性尤度比	陰性尤度比
発作性夜間呼吸困難	0.41	0.84	2.60	0.70
起坐呼吸	0.50	0.77	2.20	0.65
浮腫	0.51	0.76	2.10	0.64
労作時呼吸困難	0.84	0.34	1.30	0.48
疲労感および体重増加	0.31	0.70	1.00	0.99
咳	0.36	0.61	0.93	1.00

表3 左心不全予測におけるⅢ音とⅣ音（文献[11]より引用）

		LVEDP > 15 mmHg	LVEF < 50%	BNP > 100 pg/mL
Ⅲ音	感度	41 (26-58)	52 (31-73)	32 (20-46)
	特異度	92 (80-98)	87 (76-94)	92 (78-98)
	陽性的中率	81 (58-95)	57 (34-78)	85 (62-97)
	陰性的中率	65 (53-76)	84 (73-92)	48 (36-60)
	正解率	69 (58-78)	78 (68-86)	56 (45-97)
Ⅳ音	感度	46 (31-63)	43 (23-66)	40 (26-54)
	特異度	80 (66-90)	72 (59-82)	78 (61-90)
	陽性的中率	66 (46-82)	34 (18-54)	72 (52-87)
	陰性的中率	64 (51-76)	79 (66-88)	47 (34-60)
	正解率	64 (54-74)	64 (54-74)	55 (44-66)
Ⅲ音 and/or Ⅳ音	感度	68 (52-82)	74 (52-90)	57 (42-70)
	特異度	73 (59-85)	64 (52-76)	72 (55-86)
	陽性的中率	68 (52-82)	42 (26-58)	75 (59-87)
	陰性的中率	73 (59-85)	88 (75-95)	53 (38-67)
	正解率	71 (61-80)	67 (56-76)	63 (52-73)

データは％（95％信頼区間）で表記.
BNP：B型ナトリウム利尿ペプチド，LVEDP：左室拡張末期圧，LVEF：左室駆出率.

期圧の上昇を反映し出現する.

肺高血圧症では聴診所見の他，傍胸骨拍動の触知や肺動脈拍動の触知も非常に重要な身体所見として挙げられる.

収縮性心膜炎

本症では急性心膜炎の際に聴取される心膜摩擦音は聴取されず，通常は心雑音を聴取しない. 心膜ノック音は収縮性心膜炎の60～70％に認められる拡張早期過剰心音であり，診断上最も重要な所見の1つである[8]. この心音は本質的にはⅢ音の病的亢進であり，硬化・緊縮した心外膜により，心室急速流入に伴う心室筋の伸展が拡張早期に急激に停止されるために生じると考えられている. ノック音の性質と出現時相は収縮性心膜炎の重症度評価に有用であるとされている. 心膜の収縮度が高度な例では，高調で音量

も大きく，出現がⅡ音に接近する. 逆に収縮度が軽度な例では低調で音量は小さく，Ⅱ音から遠ざかる.

心嚢液貯留患者のなかにある一定数，収縮性心膜炎を合併することで心膜由来の拡張障害が残存する，いわゆる**滲出性収縮性心膜炎**（effusive constrictive pericarditis；ECP）が存在することが知られている. ECPが疑われる患者では，心嚢穿刺による心嚢液除去後に収縮性心膜炎の合併の有無を評価する必要があるが，その際は心臓カテーテル検査による血行動態評価をもとに確定診断される[9]. この際，心膜ノック音を的確に把握することと，本症の存在を常に念頭に置くことが大切である. ECPではとくに，特発性やがん性の心嚢液貯留，放射線治療後の心嚢液貯留，そして結核性の心嚢液貯留などの際に合併が認められることが多いとされている.

5. 心不全診療における心音

心不全の診察の際には，まず問診が重要である. 問診をしっかりと行うことで診断がついたり，ある程度の重症度を推測することは可能である. **表2**[10]に心不全の診断に有用な所見とその感度・特異度を示す. さらに，心不全の身体所見ではNohria-Stevensonの分類にかかわるうっ血と低灌流を評価するための視診・触診が重要である. 聴診の重要度は視診や触診に劣りはするが，聴診も治療に必要な有用な情報をもたらしてくれる. 左心不全ではⅡpの亢進とⅢ音，Ⅳ音などの所見が重要である. 左心不全予測におけるⅢ音とⅣ音の有用性を**表3**[11]に示す. Ⅲ音とⅣ音の関係性はⅣ音が先行し，病期が進行すればⅢ音が加わるが，これは心不全時における僧帽弁口血流速波形の変化と対比すれば理解できる（**図5**）. 重篤な左心不全時には拡張早期（E）波が著明に大きく，かつ減速がすみやかで，心房収縮

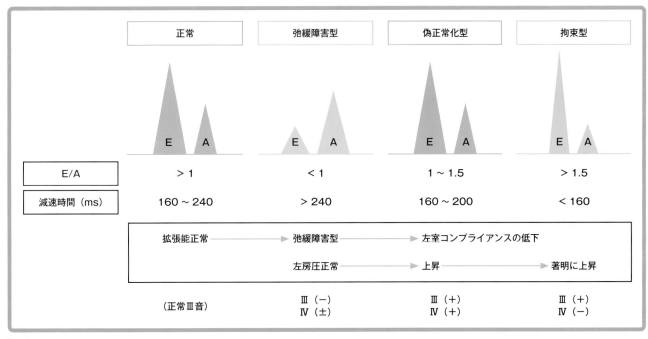

	正常	弛緩障害型	偽正常化型	拘束型
E/A	> 1	< 1	1 〜 1.5	> 1.5
減速時間（ms）	160 〜 240	> 240	160 〜 200	< 160

拡張能正常 ─────→ 弛緩障害型 ─────→ 左室コンプライアンスの低下

左房圧正常 ─────→ 上昇 ─────→ 著明に上昇

（正常Ⅲ音）	Ⅲ（−） Ⅳ（±）	Ⅲ（+） Ⅳ（+）	Ⅲ（+） Ⅳ（−）

図5 左室流入速波形とⅢ音，Ⅳ音

期（A）波は小さく，拘束型パターンを示す．E波の異常は左室充満圧が高く，かつ拡張早期充満が急激に停止することを意味し，聴診上のⅢ音の亢進に対応する．また，A波の異常は心房収縮前の左室拡張期圧が高いため，左房収縮により十分な左室充満が生じないことを意味し，さらに，このような状況下では左房収縮自体も障害されており，聴診ではⅣ音は弱く認知されにくくなる．心不全が改善してくると僧帽弁口血流速波形は偽正常化パターンを示すが，この場合は左房収縮は有効な左室充満としては働かないものの，強力に維持されるため，Ⅲ音に加え，明瞭なⅣ音が共存することが多い．心不全がさらに改善するにつれ，僧帽弁口血流速波形はE波の減高とA波の増高を認め，聴診上Ⅲ音は減弱化する．この際，Ⅳ音は拡張末期左室コンプライアンスによりさまざまなパターンを示す．極端な言い方をすれば，Ⅲ音が聴取されるうちはまだ利尿薬が必要で，Ⅳ音が聴取されるうちはまだ降圧薬が必要ということになる．

おわりに

心音の聴診について概説した．聴診に際しては，第1に自分がなにを聴こうとしているのかを意識して聴診することが重要である．また，聴診のみで判断するのではなく，視診や触診を組み合わせて判断することが重要である．さらに，日々研鑽を積み，自分のなかに正常値を持つことも非常に重要である．

参考・引用文献

1) 大木　崇（監修），福田信夫（著）：心疾患の視診・触診・聴診．医学書院，2002.

2) Curtiss EI, Matthews RG, & Shaver JA: Mechanism of normal splitting of the second heart sound. *Circulation*, 51: 157-164, 1975.

3) Berry WB, & Austen WG: RESPIRATORY VARIATIONS IN THE MAGNITUDE OF THE LEFT TO RIGHT SHUNT IN EXPERIMENTAL INTERATRIAL COMMUNICATIONS. *Am J Cardiol*, 14: 201-203, 1964.

4) Sakamoto T, Ichiyasu H, Hayashi T, *et al*.: Genesis of the third heart sound. Phonoechocardiographic studies. *Jpn Heart J*, 17: 150-162, 1976.

5) Sato Y, Kawasaki T, Honda S, *et al*.: Third and Fourth Heart Sounds and Myocardial Fibrosis in Hypertrophic Cardiomyopathy. *Circ J*, 82: 509-516, 2018.

6) Okada N, Shibata A, Tanihata A, *et al*.: A case of hypertrophic cardiomyopathy with right ventricular outflow tract and left midventricular obstruction. *J Cardiol Cases*, 26: 66-69, 2022.

7) Simonneau G, Gatzoulis MA, Adatia I, *et al*.: Updated clinical classification of pulmonary hypertension. *J Am Coll Cardiol*, 62: D34-D41, 2013.

8) Mounsey P: The early diastolic sound of constrictive

pericarditis. *Br Heart J*, 17: 143-152, 1955.

9) Adler Y, Charron P, Imazio M, *et al*.: 2015 ESC Guidelines for the diagnosis and management of pericardial diseases: The Task Force for the Diagnosis and Management of Pericardial Diseases of the European Society of Cardiology (ESC) Endorsed by: The European Association for Cardio-Thoracic Surgery (EACTS). *Eur Heart J*, 36: 2921-2964, 2015.

10) Wang CS, FitzGerald JM, Schulzer M, *et al*.: Does this dyspneic patient in the emergency department have congestive heart failure? *JAMA*, 294: 1944-1956, 2005.

11) Marcus GM, Gerber IL, McKeown BH, *et al*.: Association between phonocardiographic third and fourth heart sounds and objective measures of left ventricular function. *JAMA*, 293: 2238-2244, 2005.

Profile

柴田　敦（しばた あつし）
大阪公立大学大学院 医学研究科 循環器内科学 病院講師
2007年 大阪市立大学 医学部 卒業，2007年 淀川キリスト教病院，2012年 大阪市立大学大学院 医学研究科 循環器内科学，2015年 国立循環器病研究センター 心臓血管内科部門 心不全科，2017年 大阪市立大学大学院 医学研究科 循環器内科学を経て，2022年より現職.

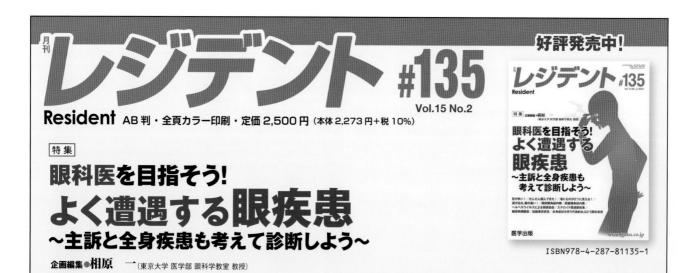

7

聴診の極意
～心雑音をなんとか聴き分けたい～

山崎直仁

高知大学 医学部 老年病・循環器内科学 准教授

Point ① 心雑音を表記する際に,記載すべき3つのポイントを述べることができる.

Point ② 逆流性収縮期雑音を呈する疾患を3つ述べることができる.

Point ③ 大動脈弁狭窄症と僧帽弁逆流症の雑音を聴き分けることができる.

はじめに

画像診断の著しい進歩に伴って,身体診察がおざなりになっているケースが見受けられる.新型コロナウイルスの影響も加わり,最近はその傾向が顕著になっているように思われる.臨床現場で,重症の大動脈弁狭窄症(aortic stenosis:AS)患者が心不全を発症して,初めてASと診断されることも決してまれではない.ASは緩徐に進行する疾患である.急に重症ASが出現するわけはなく,AS雑音はずっと以前から存在していたはずである.筆者の外勤先の透析病院はASの患者が非常に多いが,循環器外来に紹介される理由は「透析中の血圧低下」であって,「心雑音聴取」であったためしがない.聴診器を当てさえすれば雑音が聴取されるはずなのに,このような状況はまことに嘆かわしい.聴診器には200年を超す歴史があり,心臓聴診には先人達が積み重ねてきた深遠な知識体系が存在する.適切な聴診は,診断に大きなインパクトを与えうる.本稿では,心雑音の基礎から話を始め,代表的な心雑音について解説し,最後に聴診が役に立った症例を提示する.

1. 心雑音の基礎

心雑音の表記の仕方

心雑音の表記方法には決まった形式がある (図1).雑音最強点の位置,雑音の強さ,雑音の時相の3項目は心雑音を表記するのに必須である.

まず1つ目は最強点の位置である.僧帽弁逆流症(mitral regurgitation:MR)であれば,雑音の最強点はほぼ心尖部にある.これに対してAS雑音の最強点は,胸骨右縁第2肋間と心尖部を結ぶタスキをかけたような領域のどこにあってもよい.右心系由来の雑音なら,胸骨左縁に雑音の最強点が存在することが多い.

2つ目は雑音の強さ(音量)であるが,これはLevine分類で表現する.Ⅰ度からⅥ度まであるが,その定義は以下のとおりである.

● 第Ⅰ度:最も微弱な雑音で,聴診器を当てた最初の数秒

1. 最強点の位置
2. 強さ：音量（Levine ○度）
3. 時相：収縮期（駆出性 or 逆流性），拡張期は必ず記載する．
　必要に応じて，雑音の音調，雑音の放散，呼吸や体位による雑
　音の変化も述べる．
例）・心尖部に最強点を有する3/6の逆流性収縮期雑音
　　・胸骨右縁第2肋間に最強点を有する4/6の駆出性収縮期雑音

図1 心雑音の表記の仕方

間は聴こえず，注意深い聴診のみで聴きうる．
●第Ⅱ度：聴診器を当てた途端に聞き取れるが，弱い雑音．
●第Ⅲ度：中等度の雑音で，明瞭に聴取できる．ただし振
　　　　戦は触れない．
●第Ⅳ度：強い雑音で耳に近く聞こえる．振戦を触れる．
●第Ⅴ度：聴診器で聞こえる最大の雑音．ただし聴診器を
　　　　胸壁から離すと聴き取れない．
●第Ⅵ度：聴診器を胸壁から離しても聴こえる大きな雑音．

　Levine分類は当初，収縮期雑音に使用されたが，その後，拡張期雑音に対しても用いられるようになった．

　3つ目は雑音の時相である．雑音が収縮期なのか，拡張期なのか，あるいは連続性なのかについて評価する．

　上記3項目を記載すれば，雑音を生じている病気が推測できる．たとえば，心尖部に最強点を有する3/6の逆流性収縮期雑音であればMRを考えるし，胸骨右縁第2肋間に最強点を有する4/6の駆出性収縮期雑音であればASを想起する．必要に応じて雑音の音調，雑音の放散，呼吸や体位による雑音の変化を加えれば完璧である．

心雑音の原則その1（図2）

　心雑音には，その種類によらず一般的に成り立つ2つの原則がある[1, 2]．この原則は非常に重要であり，最初に説明しておく．原則その1は，"The higher the gradient, the higher the pitch"である．心雑音は，心内の2点間に圧較差が存在することで発生する．ここで，雑音の発生源になる圧較差が大きければ大きいほど，雑音のピッチ（音調）は高調になる．たとえば，MRでは風が吹くようなblowingと形容される高調な雑音が聴取されるが，これはMRの雑音が収縮期の左室と左房の高い圧較差（通常100mmHg程度）をもとに発生するからである（図2A）．心音

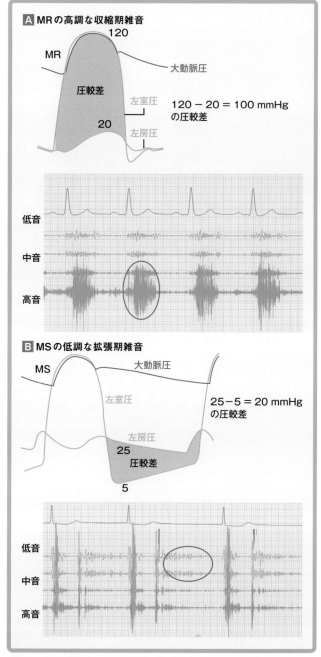

図2 心雑音の原則その1 "The higher the gradient, the higher the pitch"
雑音のもとになる圧較差が大きいほど，雑音のピッチ（音調）は高くなる．

図上，雑音は高音域の成分が目立つ．一方，僧帽弁狭窄症（mitral stenosis；MS）では，雷が遠くでゴロゴロなるようなrumbleと形容される低調な拡張期雑音が聴取される．これはMSが重症であっても拡張期の左房と左室の圧較差は20 mmHg程度しかなく，その圧差はMRに比較すると圧倒的に低いからである（図2B）．心音図でも，MSの拡

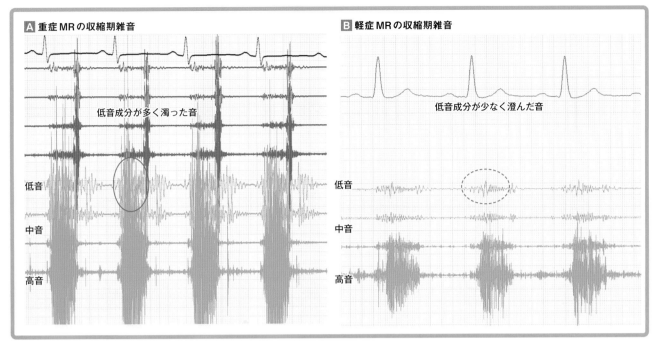

図3 心雑音の原則その2 "The more the flow, the more the low frequencies"
（逆）流量が多ければ多いほど，雑音は低調成分を多く含むようになる．

張期雑音の主要な成分は低音〜中音域に存在する．

心雑音の原則その2（図3）

雑音の原則その2は，"The more the flow, the more the low frequencies"であり，（逆）流量が多ければ多いほど，雑音は低調成分を多く含むというものである．例として，重症のMRと軽症のMRを考えてみる．MRであるから原則その1に従い雑音は高調成分を含むが，重症MRになるとbaseの高調成分に加え，低音成分が多く上乗せされる（図3Aの赤の実線）．その結果，雑音は濁った音調となる．これに対し，軽症MRでは低音成分が加わらないため（図3Bの赤の点線），MRの高い圧較差による高調な成分だけが際立つことにより，MRは澄んだ音となる．

2. 収縮期雑音

心雑音のうちでも，最も大事なものは収縮期雑音である．これは今日の二大弁膜症といってよいASとMRが収縮期雑音だからである．また，日常臨床で聴取される頻度が最も高い雑音である大動脈弁硬化性雑音も収縮期雑音である．収縮期雑音は，駆出性収縮期雑音と逆流性収縮期雑の2つに分か

れる．収縮期雑音を聴いた場合，2つのうちいずれなのかを区別することがきわめて重要である．駆出性収縮期雑音の代表はASであり，他に大動脈弁硬化性雑音，閉塞性肥大型心筋症の雑音など多くの疾患がこちらに含まれる．これに対して希少価値があるのが，逆流性収縮期雑音である．逆流性収縮期雑音を生じる疾患はMR，三尖弁逆流症，心室中隔欠損症の3疾患だけである．そのため雑音が逆流性収縮期雑音であると認識できたなら，鑑別の幅はぐっと狭まる．

ASの駆出性収縮期雑音（図4）

駆出性収縮期雑音は，心室の駆出期に限局して発生する．等容性収縮期，等容性拡張期には雑音が聴こえないことが，後で述べる逆流性収縮期雑音との鑑別に重要である．本雑音の代表であるASの血行動態模式図と心音図を図4に示す．AS雑音は収縮期の左室と大動脈の圧較差をもとに発生するため，雑音はその圧較差を反映し，ダイヤモンド型となる．駆出性雑音の特徴の1番目は，このように雑音がダイヤモンド型となることである．図に示したASの圧較差は等容性収縮期には存在しないため，雑音の開始はⅠ音から離れる．そのためASではⅠ音ははっきり聴取される．また圧較差はⅡ音の直前に消失するため，雑音はⅡ音に達しない．

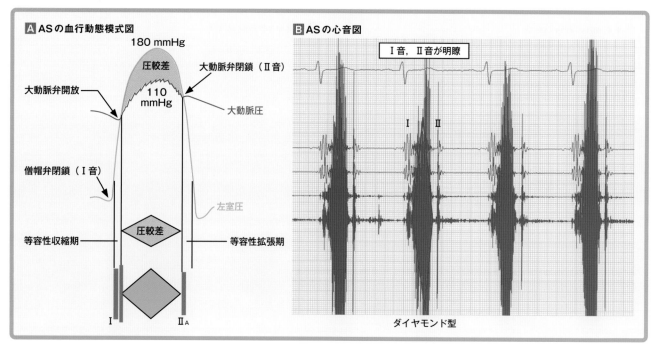

図4 ASの駆出性収縮期雑音
AS雑音は収縮期の左室と大動脈の圧較差をもとに発生する．心雑音は圧較差に類似したダイヤモンド型となる．

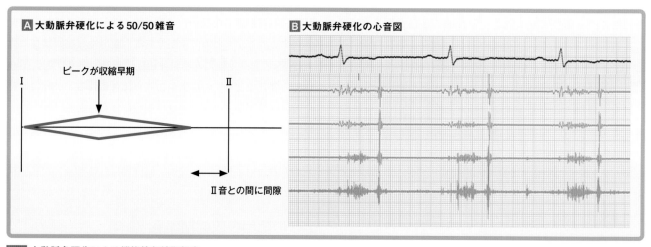

図5 大動脈弁硬化による機能性収縮期雑音
50歳以上の人の50％以上で大動脈弁硬化による心雑音が聴取され，50/50雑音といわれる．この雑音は重症ASと異なり，音量が小さくピークが収縮早期に位置し，Ⅱ音との間に間隙がある．

そのためⅡ音が聴取される．このように雑音の音量が大きくても，Ⅰ音，Ⅱ音が聴取されるというのが，駆出性収縮期雑音の2番目の特徴である．図4Bの心音図でも雑音はダイヤモンド型を呈し，Ⅰ音，Ⅱ音が明瞭に認識できる．

大動脈弁硬化性雑音（図5）

　年齢を重ね大動脈弁が硬化してくると，収縮期に大動脈弁を通過する血流速度が速くなり，駆出性収縮期雑音が聴取されるようになる．50歳以上の人の50％以上で本雑音が聴取されるとされ，50/50雑音（fifty over fifty murmur）とも呼ばれる．大動脈弁硬化は，いまだASとは呼べない程度の弁変性の初期段階である．本雑音が聴取される頻度はきわめて高いため，本雑音であるのか，あるいは定期フォローが必要な器質的AS雑音なのかを区別することが重要となる．

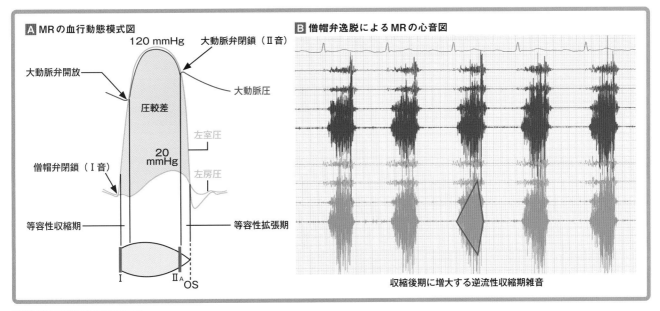

A MRの血行動態模式図

120 mmHg
大動脈弁閉鎖（II音）
大動脈弁開放
大動脈圧
圧較差
左室圧
20 mmHg
僧帽弁閉鎖（I音）
左房圧
等容性収縮期
等容性拡張期
I　IIA OS

B 僧帽弁逸脱によるMRの心音図

収縮後期に増大する逆流性収縮期雑音

図6 MRの逆流性収縮期雑音
MR雑音は収縮期の左室と左房の圧較差をもとに発生する．I音，II音はMR雑音のなかに埋もれてしまう．収縮後期にかけて増大するMR雑音は，逸脱ないし腱索断裂を考える．

両雑音の鑑別であるが，まず雑音の大きさが異なる．大動脈弁硬化の雑音はLevine分類2度までにとどまることが多い．これに対し，ASの雑音は通常3度以上の強度があり，harshと形容される独特な荒々しい音調であることが多い．また雑音のピークの時相に注目することも大事である．大動脈弁硬化の雑音は，そのピークが収縮早期に位置する．これに対し，ASでは雑音のピークは収縮中期近くに存在する．さらには，雑音が持続する時間も両者で異なる．大動脈弁硬化雑音は持続が短く，雑音がII音のかなり手前で終わるような印象を受ける．一方，ASではII音直前まで雑音が聴取される．

MRの逆流性収縮期雑音（図6）

逆流性収縮期雑音は，収縮期全体を通じての高圧系から低圧系への逆流ないし短絡により生じるため，全収縮期雑音とも呼ばれる．本雑音が聴取される疾患の代表は，MRである．逆流性収縮期雑音には，その認識に役立つ2つの特徴がある．

特徴の1番目は，雑音のピッチが高調なことである．逆流性収縮期雑音は，一般に高い圧較差をもとに発生する．図6Aに示すようにMRでは100 mmHgの高い圧較差があ

り，前述の心雑音の原則その1に従い，雑音のピッチは高調となる．高調成分が含まれていることを確認するには，膜型聴診器を胸壁に思い切り強く押しこむようにして聴診するとよい．こうすることにより低音成分がカットされ，高調成分が浮き出てくるようになる．

2番目の特徴は，I音，II音が雑音のなかに埋もれてしまい，雑音が大きいと，I音，II音が明瞭に聴取されなくなることである．図6Aで考えると，MR雑音のもととなる左室と左房の圧較差は，等容性収縮期，等容性拡張期にも存在する．そのため，雑音はII音を超え等容性拡張期まで持続するため，II音は雑音に覆われ認識困難となる．I音についても，雑音はI音に引き続く等容性収縮期から存在するため，I音は明瞭でなくなる．この逆流性収縮期雑音の特徴は，I音，II音が明瞭に認識される駆出性収縮期雑音との大きな違いであり，両者の鑑別に役立つ．図6Bの心音図で見ても，I音，II音は雑音のなかに埋もれており，同定しがたい．MRの成因として最も頻度が高いのは，僧帽弁逸脱や腱索断裂に伴うものである．逸脱や断裂に伴うMR雑音は収縮期後半にかけて雑音の音量が増すという特徴がある．

ここまで，駆出性収縮期雑音の代表としてAS，逆流性

表1 AS と MR の鑑別のまとめ

機序	駆出性収縮期雑音 AS	逆流性収縮期雑音 MR
雑音の最強点	胸骨右縁第2肋間と心尖を結ぶ領域のどこでも	心尖部
雑音のピッチ	harsh な感じあり	高調な成分あり（膜型を強く押しこむと高音が浮き出す）
雑音の形	ダイヤモンド型	逸脱では収縮後期強盛
Ⅰ音，Ⅱ音	はっきり聴取される	雑音に埋もれ，はっきりしない
Ⅲ音，Ⅳ音	Ⅳ音を伴うことが多い	Ⅲ音を伴うことが多い

収縮期雑音の代表としてMRについて説明してきたが，両者の鑑別の要点を **表1** に示す.

3. 拡張期雑音

収縮期雑音は健常人でも聴かれることはあるが，拡張期雑音は正常では聴取されることはなく，病的である．拡張期雑音が聴取される代表的な心臓弁膜症は，大動脈弁逆流症（aortic regurgitation；AR）と僧帽弁狭窄症（mitral stenosis；MS）である．僧帽弁輪石灰化によるMS患者は増加しているものの，リウマチ性MSが激減していることもあり，今日，臨床的に重要なのはARである．

ARの拡張早期逆流性雑音（図7）

AR雑音の発生のもとになっているのは，拡張期の大動脈と左室の圧較差である．この圧力差は比較的高く，心雑音の原則その1に従い，AR雑音は高調なピッチがその基本となる．大動脈弁が閉鎖した直後から大動脈と左室には圧較差が存在するため，AR雑音はⅡ音に引き続き始まり，拡張早期逆流性雑音と呼ばれる．図7Aに軽症，図7Bに重症ARの心音図を示す．軽症のARでは心雑音の原則その2に従い，低音成分が乏しく，その雑音は高調で灌水様と表現される澄んだ音となる．これに対し，重症のARでは逆流量が多いため，雑音が低調成分を多く含み，荒々しい濁った感じの音調となる．また，大事なポイントとして，重症のARでは相対的AS状態となるために収縮期雑音を伴い，AS＋ARによる収縮期と拡張期を往復する**往復雑音（to and fro murmur）を生じる**．ARでは大動脈弁口面積自体は正常であるが，重症ARでは収縮期には大動脈に大量の血液が拍出されるため（拡張期に逆流する分が上乗せされる）相対的なASの状態となり，駆出性収縮期

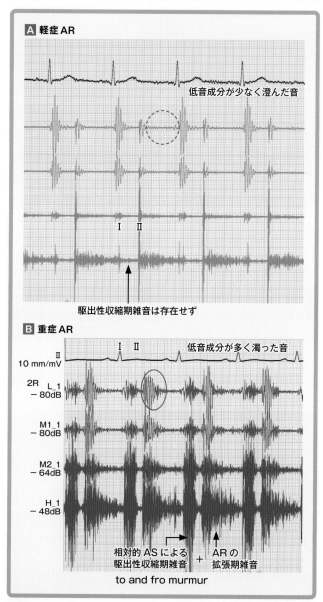

A 軽症 AR

低音成分が少なく澄んだ音

Ⅰ Ⅱ

駆出性収縮期雑音は存在せず

B 重症 AR

Ⅱ
10 mm/mV

Ⅰ Ⅱ　低音成分が多く濁った音

2R L_1
− 80dB

M1_1
− 80dB

M2_1
− 64dB

H_1
− 48dB

相対的 AS による
駆出性収縮期雑音 ＋ AR の
拡張期雑音

to and fro murmur

図7 軽症 AR と重症 AR
軽症ARでは低音成分が少なく澄んだ音が聴取されるのに対し，重症ARでは低音成分が多く濁った音となる．重症ARでは往復雑音（to and fro murmur）となる.

音が出現する．逆に相対的AS雑音がなければ，ARが重症である可能性は低い.

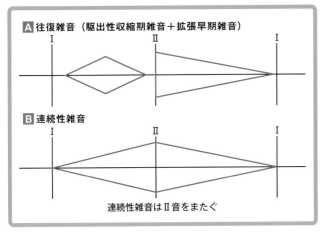

A 往復雑音（駆出性収縮期雑音＋拡張早期雑音）

B 連続性雑音

連続性雑音はⅡ音をまたぐ

図8 往復雑音と連続性雑音の違い
連続性雑音は，収縮期と拡張期を通じて持続する雑音であり，Ⅱ音をはさんで雑音が連続し，音源は1つである．往復雑音は音源を異にする収縮期雑音と拡張期雑音の組み合わせである．

4. 連続性雑音

往復雑音と区別しなくてはいけない雑音に，連続性雑音がある．連続性雑音は，収縮期と拡張期を通じて持続する雑音であり，音源は1つである．聴診上のポイントは，Ⅱ音をはさんで雑音が連続していることである（図8）．これに対し，往復性雑音は収縮期と拡張期の2種類の音源の異なる雑音が合わさったもので，Ⅱ音を境に雑音の性質が変化する．連続性雑音を聴取した場合は，動脈管開存症（patent ductus arteriosus；PDA），Valsalva洞動脈瘤破裂，冠動脈瘻の3疾患を考える．

5. 聴診が診断に与えるインパクト

聴診が臨床診断に大きな役割を果たすのは，どのような状況であろうか．今日の弁膜症疾患の診断において，最も重要な検査は心エコー図である．心エコーできれいな画像の描出が難しいときには，聴診が意味を持ってくる．たとえば，人工弁置換後の弁機能不全などがそうである．弁置換後では人工弁に逆流があるかどうかは，経胸壁心エコーでは評価が難しいことが多い．しかし，聴診でARやMRなどの雑音が聴かれたら，それは明らかな異常所見であり，自信をもって経食道心エコー図検査に進むことができる．また，AS患者において，体格の影響などで大動脈弁を通過する血流がきれいに描出できず，ASの重症度が過小評

価されてしまうケースが時に存在する．そのような場合でも，聴診で収縮中期にピークを有するharshな収縮期雑音が聴取され，他の重症ASを示唆する身体所見（頸動脈拍動での遅脈，小脈，shudder触知など）を伴っていれば，それは間違いなく重症のASであり，心エコーの計測データが誤っていると判断でき，その誤りを正すことができる．

次に，聴診により正しい診断が可能となったケースを3例提示する．

> ### 症例1：70代女性
>
> 重症ASの術前評価目的のため入院となった．経胸壁心エコーで，重症ASの診断はされていた．しかし，聴診してみたところ，ASの収縮期雑音に加え，胸骨左縁第2肋間に最強点を有する連続性雑音が聴取されることに気付いた（図9A）．そのため，PDAの存在を疑い，心エコーを再検とした．胸骨上からエコーを当てると，前回は見逃されていた大動脈から肺動脈内に向かう血流が観察され（図9B），AS＋PDAの最終診断となった．

その存在を疑って積極的に探しに行かなければ見つからない心エコー所見がある．聴診は，このような所見の見落とし防止に役立つ．ピットフォールとして，小さなPDAでシャント量が少ないと，雑音の聴取される範囲が胸骨左縁第2肋間付近に限局していることがある．このような場合，心尖部のみの聴診では，PDAの診断を見逃してしまう可能性がある．

> ### 症例2：60代男性
>
> 前壁中隔の急性心筋梗塞にて緊急搬送された．カテーテル検査室に直行し，経皮的冠動脈形成術を施行，ステント留置手技は問題なく終了した．その後，CCUに入室となったが，心不全が改善しない状況が数日続いた．指導医が逆流性収縮期雑音に気付いたことを契機に心室中隔穿孔の診断がつき，緊急手術となった．

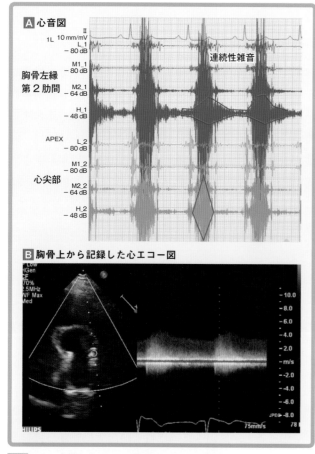

図9 ASに合併したPDAが見逃されていた症例
ASの収縮期雑音に加え，PDAの連続性雑音が聴取される．

このケースでは，入院時には心エコー検査は実施されていたが，壁運動異常に集中するあまり，中隔穿孔の存在には気付かれていなかった．心エコーはプローブを当てた部の画像しか得られない．しかし，心臓聴診は心臓全体にわたる総合的な評価が可能であり，中隔穿孔のような異常を瞬時に見つけ出すことできる．

症例3：40代男性

主訴は発熱と呼吸困難感．胸部X線写真で右肺に浸潤影を認め，肺炎の診断で入院となった（図10A）．聴診をしたところ，心尖部に最強点を有する3/6度の逆流性収縮期雑音が聴取された（図10B）．心エコー図検査では，僧帽弁後尖の腱索断裂による重症MRを認めた（図10C）．僧帽弁には疣腫が付着し，感染性

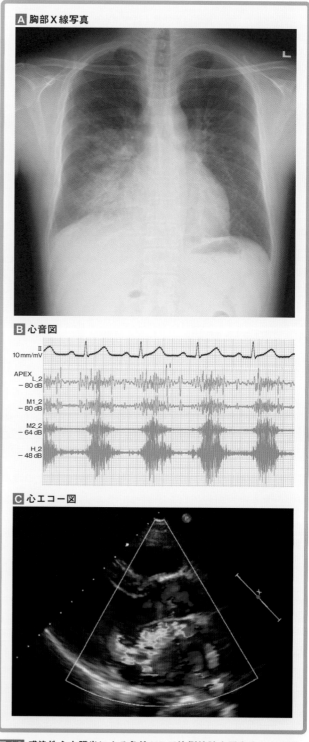

図10 感染性心内膜炎による急性MRで片側性肺水腫を生じた症例
当初は肺炎と診断されていたが，心臓聴診が契機となり正しく診断することができた．

心内膜炎に伴う腱索断裂からの急性MRの診断となり，緊急で僧帽弁形成術が施行された．当初は肺炎と

考えられていた右肺の陰影は，偏位したMRが右肺静脈に選択的に吹き込むことによる片側性肺水腫であると考えられた[3]．

おわりに

　身体診察には，①非侵襲的である，②その場で結果が得られる，③繰り返し可能である，という大きなメリットがある．さらには，患者との信頼関係を築くのにも役立つ．丁寧に心臓の聴診をした後に，患者から「久しぶりに胸の音を聴いてもらいました」と感謝の言葉をかけられることがある．聴診は診断に大きなインパクトを与えることができる．さあ，聴診器を持って，患者の胸の音を聴きにベッドサイドに行こう．

参考・引用文献

1) 山崎直仁：循環器Physical Examination 診断力に差がつく身体診察！医学書院，pp64-71，2017.

2) Constant J: *Bedside Cardiology*, 5 Ed. Lippincott Williams & Wilkins, pp208-248, 1999.

3) Attias D, Mansencal N, Auvert B, *et al.*: Prevalence, characteristics, and outcomes of patients presenting with cardiogenic unilateral pulmonary edema. *Circulation*, 122: 1109-1115, 2010.

Profile

山崎直仁（やまさき なおひと）
高知大学 医学部 老年病・循環器内科学 准教授
1965年 生まれ．1990年 高知医科大学 医学部 卒業．

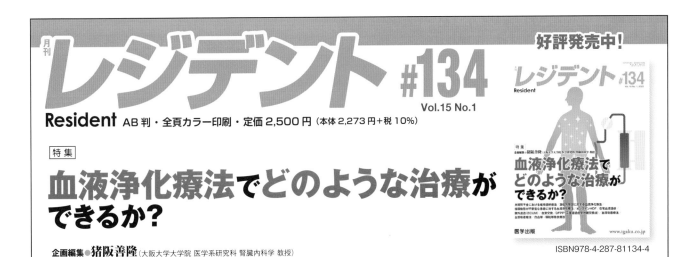

8

心エコー図との対比で学ぶ心臓診察

阿部幸雄

大阪市総合医療センター 循環器内科

Point 1 重症 AS の収縮期雑音や頸動脈拍動のピークの遅れを，心エコー図所見と関連づけて説明できる．

Point 2 重症 AR の拡張期雑音の短縮を心エコー図所見と関連づけて説明できる．

Point 3 MR の全収縮期雑音の伝達方向を心エコー図所見と関連づけて説明できる．

Point 4 Ⅲ音，Ⅳ音の聴取と左室流入血流速波形を関連づけて説明できる．

はじめに

弁膜症の発見・診断においては，聴診による心雑音の聴取が不可欠であることはいうまでもない．雑音の大きさは重症度と相関する．しかし，大きさよりも性状のほうが重症度を推測するうえでさらに重要である．重症度の違いによる雑音の強勢の時相や持続時間の違いについては心エコー図検査のドプラ法所見と関連づければ理解しやすい．慢性心不全の診断および増悪の検出に必要な過剰心音であるⅢ音とⅣ音についても，左室流入血流速波形と密接に関係しており，必ずしも一致するわけではないものの，照らし合わせて考えると理解しやすい．

1. 心雑音とドプラ所見を比較する

大動脈弁狭窄症

大動脈弁狭窄症（aortic stenosis；AS）が進行すると，弁の開放が遅く弁口も狭いため，左室圧上昇も遅くなり，圧較差の上昇によって大動脈収縮期圧のピークはさらに遅くなる．そのため，収縮期雑音の成因である圧較差のピークが遅くなって収縮早期から収縮中期に近づく．これにより，収縮期雑音のピークも収縮早期から収縮中期に近づく（図1）．このことは，連続波ドプラ法で記録した大動脈弁通過血流速度波形の加速時間（acceleration time；AT）やATと駆出時間（ejection time；ET）の比がASの重症度にしたがって大きくなることと合致する（図2）．ATやAT/ETは人工弁機能不全による狭窄の診断に頻用されるが，同様に自己弁でも使いうる便利な指標であることを知っておいてほしい[1]．また，大動脈収縮期圧のピークが遅くなると頸動脈の触診で脈の立ち上がりが遅くなる遅脈という所見が得られる．遅脈は重症ASに特異度と陽性的中率が高い所見なので，この所見が得られた場合には心エコー図検査所見用紙に中等症以下とあっても実は重症であることを疑ったほうがよい[2]．

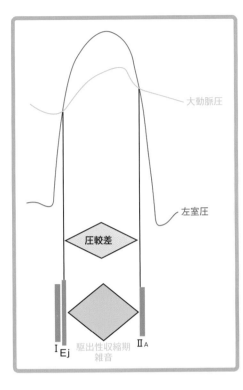

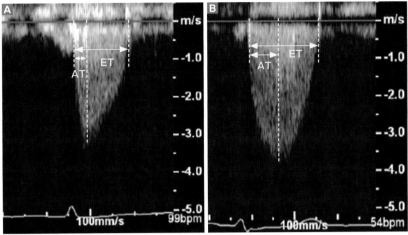

図2 大動脈弁狭窄症の大動脈弁通過血流速波形（連続波ドプラ法）

AT ≧ 94 msec，AT/ET ≧ 0.35 が重症大動脈弁狭窄症に対するカットオフ値とされる[1].
A：AT 66 msec，AT/ET 0.258 とそれぞれ小さく，大動脈弁狭窄症は中等度である.
B：AT 137 msec，AT/ET 0.414 とそれぞれ大きく，大動脈弁狭窄症は重症である.
AT：acceleration time（加速時間），ET：ejection time（駆出時間）.

図1 大動脈弁狭窄症で聴取される駆出性収縮期雑音

左室と大動脈の収縮期圧較差によって駆出性収縮期雑音が生じる．重症であるほど圧較差のピークすなわち雑音のピークが収縮早期から収縮中期に近づく.

大動脈弁逆流症

大動脈弁逆流症（aortic valve regurgitation；AR）による拡張早期雑音はⅡ音大動脈成分に引き続いて生じ，高音で灌水様あるいは吹鳴性（blowing）の性格を有する（図3）. 雑音最強点は第3肋間胸骨左縁にあることが多いが，心尖部や第4，第5肋間に位置することもある．さらに，胸骨上や胸骨右縁に最強点がある場合もある．後者は右側大動脈弁逆流雑音（right sided aortic regurgitant murmur）と呼ばれ，上行大動脈の拡大を示唆する[3].有意なARでは逆流によって大動脈拡張期圧が低下することから，脈圧が大きくなり頸動脈は大脈となる．頸動脈の触診において，大脈を触れるのみならず，通常は可視できない頸動脈拍動を視覚的に観察しうる場合がある．頸部に動脈拍動が観察された場合には，まずARを疑うべきである．また，重症例で左室拡張期圧の上昇が著明である場合には，拡張早期雑音の持続が短い場合がある（図4）. この所見は，よく知られたドプラ所見である圧半減時間（pressure half time；PHT）の短縮と病的意義が等しい（図5）. 拡張期血圧 ≦ 50 mmHg，脈圧 ≧ 80 mmHg，PHT < 200 ~ 300 msec などは，有意なARに対して感度は低く（約10 ~ 70％），特異度は高い（95％以上）.

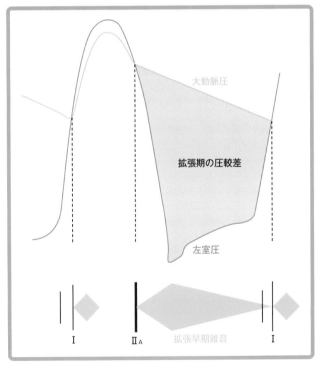

図3 大動脈弁逆流症で生じる拡張早期雑音の機序

拡張期の大動脈圧と左室圧の圧較差によって生じる.

すなわち，陽性的中率は高いが陰性的中率は低い所見であり，陰性だからといって重症でないとはいえない[4-6].

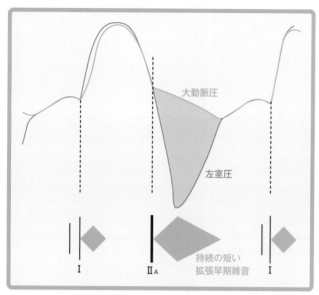

図4 大動脈弁逆流症が重症の際の血行動態と拡張期雑音の短縮
大動脈圧が急速に下降し、左室拡張期圧が急速に上昇するため、圧較差も急速に減少して拡張期雑音の持続時間も短くなる.

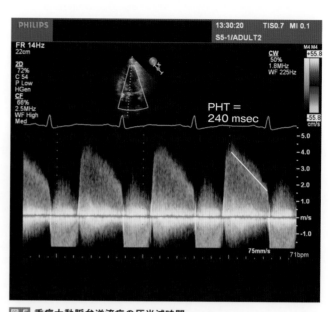

図5 重症大動脈弁逆流症の圧半減時間
重症大動脈弁逆流症では圧半減時間（pressure half time；PHT）が短縮する.
特異度は高いが感度は低い所見であることに注意が必要である.

僧帽弁逆流症

僧帽弁逆流症（mitral regurgitation；MR）を診断するうえで、全収縮期雑音そのものが感度、特異度のバランスがとれたよい所見である. MRによる全収縮期雑音は心尖部を最強点とするが、MRのジェットの方向によって前胸部にも、背部にも伝達しうる. 心尖部に限局した雑音というわけではない点に注意してほしい. 前尖の逸脱や機能性MRの一部においてMRのジェットが左房後壁に沿うように偏位して吹く際（図6A）には、雑音が背部に伝達し脊椎上に聴診器を置くとよく聴こえる場合がある. 後尖の逸脱でMRのジェットが左房前壁に沿うように偏位して吹く際（図6B）には、雑音が上胸部まで伝達し胸骨上に聴診器を置くとよく聴こえる場合があり、ASとの鑑別が必要になる.

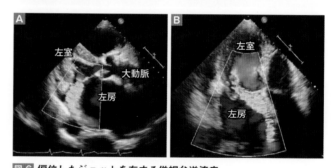

図6 偏位したジェットを有する僧帽弁逆流症
A：左房前壁へ偏位して吹くMR. 後尖逸脱によるMR症例である.
B：左房後壁へ偏位して吹くMR. 心房性機能性MR症例である.

2. 過剰心音とドプラ所見を比較する

過剰心音であるⅢ音、Ⅳ音は、それぞれ拡張期の急速流入期、または心房収縮期に流入する血流に起因して生じる. したがって、パルス・ドプラ法の左室流入血流速波形における急速流入期波（E波）が大きければⅢ音を、心房収縮期波（A波）が大きければⅣ音を聴取しやすい（図7）. Ⅲ音とⅣ音をE波とA波に関連づければ理解しやすいが、必ずしも一致するわけではないことには注意が必要である. むしろ一致しない点が興味深いところでもあるが、その点は本稿では触れない. 若い正常心では、急速流入期血流の量や速度のほうが心房収縮期血流の量や速度より明らかに大きい. 左室流入血流速波形ではE波＞A波となる. 若年者でⅢ音を聴取しやすい理由である（図7A）. しかし、左室肥大や心筋虚血・梗塞によって、あるいは加齢性に心筋障害が生じて拡張早期の左室弛緩能が低下すると、しだいに拡張早期の左房・左室圧較差が小さくなり急速流入期血流の量や速度が低下する. その結果、E波が低下し、その代償機転として心房収縮が亢進して心房収縮期の流入血

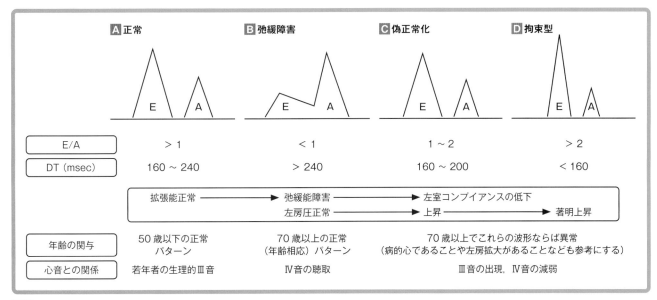

図7 左室流入血流速波形のパターン
定義に用いられるE/AやDTの値には，論文やガイドラインによって差異があり注意を要する．E波が大きくなるとⅢ音を，A波が大きくなるとⅣ音を聴取しやすくなる．聴診所見とドプラ所見が必ずしも一致するわけではないが，両者を関連づければ理解しやすい．
E：拡張早期の急速流入期波形の最大血流速．A：心房収縮期波形の最大血流速．DT：deceleration time〔減速時間〔拡張早期波形の最大値から血流速がゼロになるまでの時間〕〕．

流量や速度が大きくなり，E波＜A波となり，Ⅳ音を聴取しやすくなる（図7B）．この状態は，心筋障害はあるが，代償機転のおかげで左房圧上昇（＝肺うっ血）はまだきたしていない状態だということができる．左房圧上昇（＝肺うっ血）が生じると，左房・左室圧較差が急速流入期＞心房収縮期となり，再びE波＞A波となるため，Ⅲ音を聴取しやすくなる（図7C, D）．治療によって肺うっ血が改善すれば，E波＜A波となり，Ⅳ音を聴取しやすくなる．この悪化や改善の移行期にⅢ音とⅣ音の両方を聴取する四部調律となることもある．また，頻脈で拡張期が短くなると，Ⅲ音とⅣ音が重なる重合奔馬調律となることもあるが，その際左室流入血流速波形はE波とA波が融合して一峰性になっていることが多い．左室流入血流速波形が一峰性を呈していても，過剰心音がなければ左房圧上昇（＝肺うっ血）がなく，安定している場合も多い．しかし，それを聴くことができる重合奔馬調律を伴っている場合には左房圧上昇（＝肺うっ血）があることが多い．成人でⅣ音を聴取したら左室肥大や虚血性心疾患を疑って心エコー図検査をオーダーしなければならない．しかし，Ⅲ音を聴取するような左房圧上昇を伴ううっ血性心不全の状態には陥っていないことが予想される．したがって，急性冠症候群の疑いがあるような場合を除いて緊急には施行する必要がなく，近日

の予約枠にオーダーすればよい．一方，Ⅲ音を聴取する場合には左房圧上昇を伴ううっ血性心不全の状態が疑われるので即時に心エコー図検査を含む診断・治療の過程に進む必要がある．

肺うっ血の状態でなくても，重症MRや重症ARではⅢ音を伴うことが少なくないが，これは拡張早期の急速流入血流が増加して左室流入血流速波形でE波が増高することと合致する．重症MRに対してはE波＞1.2 m／秒，重症ARに対しては左室流入血流速が拘束型波形であることが定義として用いられる．MR例やAR例において，他の原因による左室不全がE波を高くしていることを除外できる場合には，Ⅲ音やE波の増高は重症MRや重症ARに対して診断特異度は高い．しかし，感度は低い重症度推定所見であることを知っておく必要がある[7-9]．すなわち，陰性だからといって重症でないとはいえない．

3. その他：
身体所見と心エコー図所見の対比

筆者が若いころの経験である．70代女性で，心房細動，完全左脚ブロックを伴う心不全で入院した．聴診で，ⅡA音が減弱してⅡP音が亢進していると考えたので，重症AS

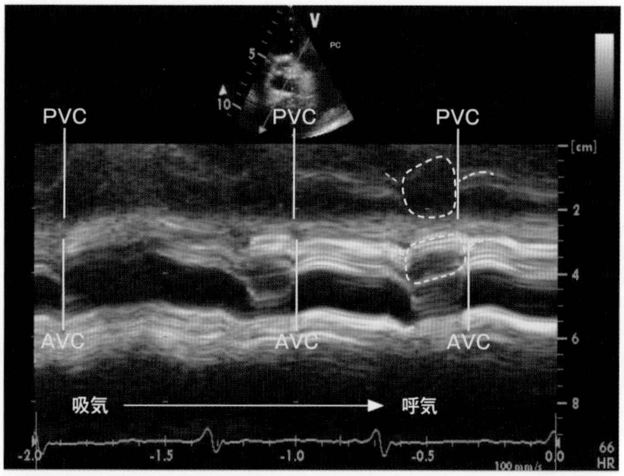

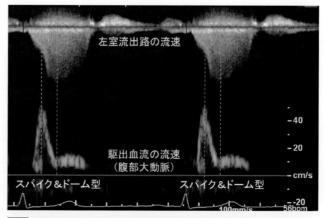

図9 閉塞性肥大型心筋症の頸動脈拍動で二峰性脈を触れる機序

左室流出路の加速血流の連続波ドプラ波形と腹部大動脈のパルス・ドプラ波形を，時相を合わせたうえで重ねて表示している．

図8 奇異性分裂を呈する症例における anatomical M-mode 所見

Anatomical M-mode（通称どこでも M-mode，走査線上でなく任意の角度で M-mode を撮像可能，本例では図上部のリファレンス2D画像の緑線上での M-mode で肺動脈弁と大動脈弁の開閉を同時に捉えたところ，呼気時に大動脈弁の閉鎖のほうが遅くなり，奇異性分裂を呈しているために II 音の後成分が II$_A$ であることがわかる．
AVC：大動脈弁閉鎖，PVC：肺動脈弁閉鎖．

に伴う心不全で肺高血圧を伴っていると判断した．心エコー図検査では低左室駆出率と低流量低圧較差 AS があり，弁口面積が 0.88 cm^2 であり，やはり AS が重症で手術適応である可能性が高いと考えた．しかし，その後の指導医による診察後，左脚ブロックによって奇異性分裂をきたして，II 音の後成分については亢進した II$_P$ ではなく II$_A$ 音であるため決して減弱していない，AS は重症でないとの指導を受けた．たしかに小柄な高齢女性であり，体格で補正するため体表面積で除した大動脈弁口面積は 0.66 cm^2/m^2 であり，前述した AT も 90 ms，AT/ET も 0.30 と AS が重症ではなく中等症以下であることを示していた．本当に II 音の後成分が II$_P$ ではなく II$_A$ なのかを心エコー図検査で確認することができ，指導医の診察能力に大変感銘を受けた（**図8**）．

閉塞性肥大型心筋症の特徴的な身体所見として，頸動脈の触診における二峰性脈があるが，これは左室流出路圧較差が収縮中期以後に優勢であることに起因する．駆出血流が収縮期前半に偏るものの左室流出路圧較差のピークの時相で一旦減少し，収縮期後半に再び小さな駆出血流波が得られることを反映して二峰性脈が生じる．左室流出路圧較差を示す左室流出路加速血流の連続波ドプラ波波形と下流の動脈波波形を比べると，その機序が理解しやすい（**図9**）．

おわりに

身体所見異常と心エコー図所見，とくにドプラ法所見との間に興味深い関連が認められることは非常に多く，例を挙げればきりがない．また，得られた身体所見が本当かどうか心エコー図検査で確認するように努めると，診断が正確になって患者に貢献できるのみならず，こちらの身体所見診察と心エコー図検査のスキルが上がることにもなる．身体所見異常と心エコー図所見を比べる習慣をぜひ身につけてほしい．勉強にもなるが，何よりおもしろいはずである．本稿ではそれぞれの所見の具体的な獲得法については他稿に譲る．身体所見診察の方法を紙媒体で伝えるのはなかなか難しいが，実際の音やビデオを駆使して教育活動をしている循環器 Physical Examination 研究会（http://physicalexamination.jp/）の講習会に参加して勉強していただければ大変嬉しく思う．

参考・引用文献

1) Gamaza-Chulián S, Díaz-Retamino E, Camacho-Freire S, *et al.*: Acceleration Time and Ratio of Acceleration Time to Ejection Time in Aortic Stenosis: New Echocardiographic Diagnostic Parameters. *J Am Soc Echocardiogr*, 30: 947-955, 2017.

2) Abe Y: Screening for aortic stenosis using physical examination and echocardiography. *J Echocardiogr*, 19: 80-85, 2021.

3) 吉川純一：心臓病診断学の実際 理学的所見，心音・心機図，心エコー図からのアプローチ．文光堂，pp114-120，1988.

4) **重要** Linhart JW: Aortic regurgitation. Clinical, hemodynamic,

surgical, and angiographic correlations. *Ann Thorac Surg*, 11: 27-37, 1971.

5) 重要 Frank MJ, Casanegra P, Migliori AJ, *et al.*: The clinical evaluation of aortic regurgitation, with special reference to a neglected sign: the popliteal-brachial pressure gradient. *Arch Intern Med*, 116: 357-365, 1965.

6) 重要 Messika-Zeitoun D, Detaint D, Leye M, *et al.*: Comparison of semiquantitative and quantitative assessment of severity of aortic regurgitation: clinical implications. *J Am Soc Echocardiogr*, 24: 1246-1252, 2011.

7) Folland ED, Kriegel BJ, Henderson WG, *et al.*: Implications of third heart sounds in patients with valvular heart disease. The Veterans Affairs Cooperative Study on Valvular Heart Disease. *N Engl J Med*, 327: 458-462, 1992.

8) Quader N, Katta P, Najib MQ, *et al.*: Effect of mitral inflow pattern on diagnosis of severe mitral regurgitation in patients with chronic organic mitral regurgitation. *J Cardiovasc Ultrasound*, 21: 165-170, 2013.

9) Oh JK, Hatle LK, Sinak LJ, *et al.*: Characteristic Doppler echocardiographic pattern of mitral inflow velocity in severe aortic regurgitation. *J Am Coll Cardiol*, 14: 1712-1717, 1989.

Profile

阿部幸雄（あべ ゆきお）
大阪市総合医療センター 循環器内科
1996年 大阪公立大学 第1内科（現 循環器病態内科学）入局．2001年より現職．途中，2004〜2006年には米国コロンビア大学へ留学．楽しくnew & specialを学ぶThe Echo Live（エコーライブで検索）の企画運営も行う．身体所見診察においても心エコー図検査においても，「真に有用で使いやすい指標は何か？」，これが知りたいといつも思っている．

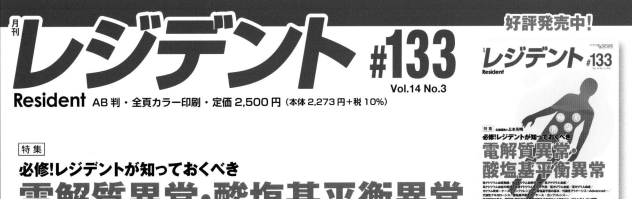

9

心臓フィジカルの学び方
～デジタルコンテンツの活用～

川﨑達也

パナソニック健康保険組合 松下記念病院 副院長 / 循環器内科 部長

Point ① 心臓フィジカルをデジタルコンテンツで学ぶことができる.

Point ② 心臓聴診で正常心音と異常心音が区別できる.

Point ③ 異常心音から原因となる心疾患を想定できる.

Point ④ 頸静脈など心音以外の身体所見も基礎を知ることができる.

Point ⑤ 異常な身体所見を知り原因疾患を予想できる.

はじめに

身体所見が日常臨床で重要であることはいうまでもない. とくに循環器診療では然り. 診療にとても役立つからだ. しかし, 脈々と伝承されてきた匠の業は, 心エコー図をはじめとする画像診断の進歩の前に風前の灯である. 諸行無常. 栄枯盛衰である. しかし近年, デジタル技術の進歩がその流れを大きく変えようとしている. ポケットに忍ばせたスマートフォンでさまざまな身体所見をいつでもどこでも参照できるようになった. 好機到来. 温故知新である.

本稿では, デジタルコンテンツを用いて循環器疾患のフィジカル所見を効率よく学ぶ方法に焦点を当ててみたい.

1. 心音–30

心音を遊び感覚で学ぶために筆者が開発した無料ゲームが「心音–30」である. 事前登録やダウンロードは一切必要ない (図1). ネットへの接続が担保されていれば, いつでもどこでも誰もが楽しめる. スマートフォンを想定したレイアウトであるが, タブレットや通常のコンピュータでも動作する.

トップページに遊び方の概略が記載されている. 初級コースをクリックすると問題が提示される (この時点では上級コースはクリックできない). プレイボタンを押すと実際の症例から記録された心音が再生される. 小さな音もあるのでイヤホンを用いた聴診を推奨する (音量には要注意). 30秒タイマーのカウントダウンが始まるので, 制限時間内に5つの選択肢のなかから1つを選ぶ. 正解すればタイマーの残り時間が点数として加算される. そして次の問題に挑戦することができる. 一方, 不正解ならその時点でゲームオーバーである. 正解・不正解にかかわらず, 得点の下に疾患名と簡単な解説, 実際の心音図が提示されるから確認してほしい. 心音図には解説があり, クリックで拡大することができる.

初級コースは計10症例の中からランダムに出題される. 基本的な心音・心雑音の典型例であるため, 繰り返すことで完全に覚えてほしい. 大切な点は, 頭で考えなくても耳

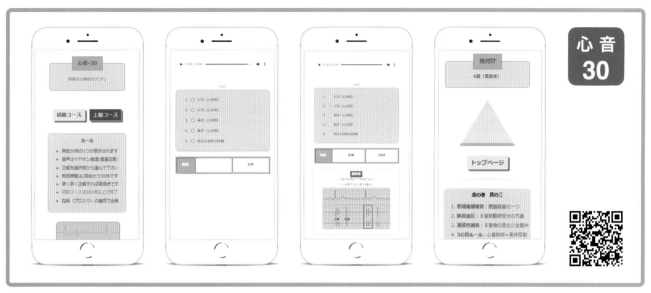

図1 心音の無料ゲーム「心音-30」

が反応するまで繰り返すことである。好きな音楽なら流れた瞬間に曲名がわかるイントロクイズの要領である。ゲームオーバー時には心音の虎の巻（其の一）の5箇条が掲示されるので確認してほしい。初級コースの突破に必須の知識をまとめてある。得点が500点を超えると上級コースが解禁される。その時に心音の虎の巻（其の二）の5箇条も表示されるので、新たなステージに挑む前に目を通してほしい。

　上級コースは計30症例から構成されている。問題はランダムで、初級コースの10症例も含まれている。かなり複雑な病態の心音も取り入れている。得点に上限はないため、できるだけ高得点を目指してほしい。不正解した時点で最終得点に応じて、聴診能力が格付けされる（6級〜九段）。将棋ではプロ養成機関である奨励会（6級〜三段）を突破した四段からプロと認められる。よって本ゲームでもぜひ、四段以上を目指してほしい。九段の上にも秘密のレベルをプログラミングしているが、いまだ達成者を見たことがない（単に時間がかかりすぎるだけかもしれないが……）。ちなみに「心音-30」の30はカウントダウンの30秒と計30症例の30に由来している。

2. ポケット心音

　心臓はとてもおしゃべりである。喜び、憂い、興奮、冷静、快さ、喘ぎ、充実、不満……いつも1人で何かを呟いている。うまく聞き取れないことも少なくないが、聴診器を胸に当てる前はいつも気持ちが高ぶる。この心臓語が持つおもしろさを伝えるために作成したアプリが「ポケット心音」である（図2）。App StoreやGoogle Playなどから無料でダウンロード（約62 MB）できるため、インターネットのない環境でも作動する。ストレージに余裕がなければ、ウェブ・アプリとしてインターネット上で動かすことも可能である。アプリのアイコンからイメージできるように、ドラえもんのポケットのような便利さを目指してプログラムしている（成功しているかはさておき）。

　基礎編10例は前述の無料ゲーム「心音-30」の初級コースと同じ症例である。ただし、全例に4チャンネル心音図と心エコー図が付いた本格的な構成である。また、心音は0.8倍速でも再生ができる。英語学習と同様、心音が難しい場合には活用してほしい。なお（興味本位で）1.2倍速の機能も組み込んでみた。学習上の効果は不明であるが、超高速ギャロップの音感など個人的には気に入っている。基礎編を覚えたら、上級編の40例にも挑戦してほしい。複雑な症例も少なくないが、心音図にはできるだけわかりやすい解説を書き加えている。心音図は心機図を含むこともあり、画像をクリックすればポップアップされて拡大できる。

　基礎編10例と上級編40例をマスターしたら、100本ノックを試してほしい。100例の心音が心音図とともに提示される。優れた音楽家は楽譜を見ると、メロディーを頭の

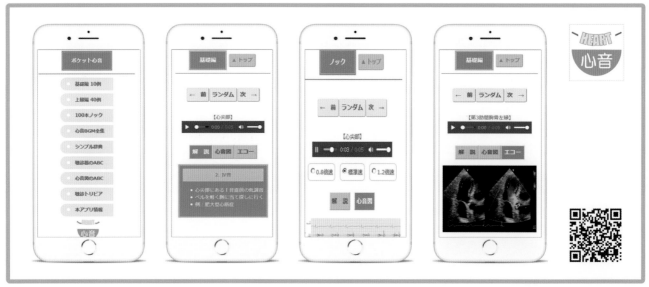

図2 心音の無料アプリ「ポケット心音」

中に鳴らすことができるそうだ．同様に，心音図から心音をイメージすることは決して机上の空論ではない．心音BGM全集は心音を愛してやまないマニア向けに作成してみた．心音をBGMに仕事をこなしたり眠りにつくのは悪くない．心音のシンプル辞典も付随しているので，心音からの疾患検索や疾患からの心音検索が可能である．また本アプリでは，聴診器の歴史や心音のトリビアなども紹介している．「ポケット心音」が心臓の聴診に興味を持つきっかけになれば開発者としてこれ以上の喜びはない．

3. 心音図塾

　2011年に心音図・心機図の記録装置（MES-1000，フクダ電子株式会社）が当院に導入された．初めは試行錯誤であったが，検査が軌道に乗ってからは自身の診断力の答え合わせだけではなく若手の教育などにも積極的に活用するようになった．心音図の記録を開始して数年で5000枚程度の経験を積むことができた．典型的な音を有する美しい心音図も散見される．そこで当時，院内で行っていた心音カンファレンスの延長として教育用のホームページを作成することにした．症例の選択や音声ファイルの抽出には手間取ったが，2015年に「心音図塾」を公開することができた（図3）．

　同ページは100例の心音図と実際の心音に加えて，聴診器の歴史なども含む無料の学習コンテンツである．まず，

症例の簡単な臨床情報と心音図が提示される（例：43歳・男性．僧帽弁逸脱・軽度の僧帽弁逆流）．心音図を見ながら実際の音を聞いてみてほしい．ヒントボタンを押すと心音図に解説が表示される．心尖拍動図や頸動脈波などが付随することもある．みずから考えた後に下段の解説を確認してほしい（カーソルを合わせると，あるいは空欄にタッチすると出現）．すべてを理解した後に聞く心音は今までの聴診とは一味違うと思われる．初期の記録を用いて作成したコンテンツであり，必ずしも洗練された症例のみが提示されているわけではない．しかし，素直な臨床現場の反映と理解してほしい．本ページの開発が，前述のゲーム「心音-30」やアプリ「ポケット心音」に繋がったことも事実である．なお，これから心音を学習される方には，「心音-30」→「ポケット心音」の順がよいと思われる．

4. 実践・心音図ハンドブック（50症例）

　前述の「心音図塾」の開発は，自分自身のプログラム技術を試す試みでもあった．よって，検索エンジン最適化の対策は一切行っていない．しかし，心音図をGoogleなどで検索すると，この「心音図塾」がすぐに上位に表示されるようになった．これは心音図の学習コンテンツが不足している（かつ，ある程度の需要がある）ということである．本ページはすべて日本語で構成されているため，その活用

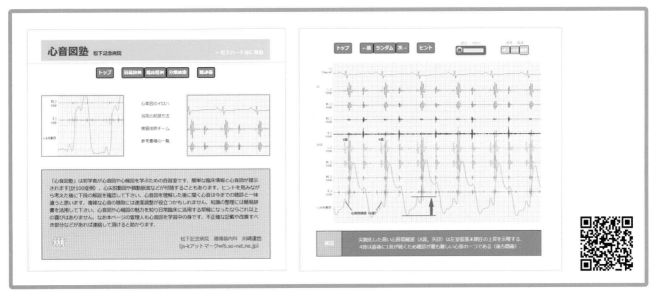

図3 心音の学習ページ「心音図塾」

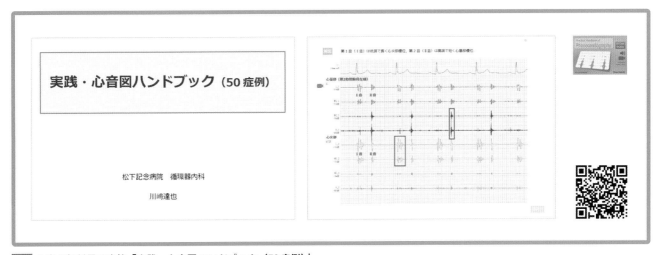

図4 心音の無料電子書籍「実践・心音図ハンドブック（50症例）」

は国内に限られる点も問題であった（当時は自動翻訳があまり進んでいなかった）．そこで，海外に向けた展開を模索した．ホームページの英語化は容易であるが，それでは進歩がない．なんとか英語書籍を発行できないかと考えた．もちろん，なんの実績もない筆者に手を差し伸べてくれる海外の出版社などはなかった．そこで，Amazonが展開しているKindleダイレクト・パブリッシングと呼ばれるセルフ出版を利用することにした．そして，翌2016年にPractical Handbook of Phonocardiography: 50 Case Studies with Embedded Audio and Video（ASIN: B01MSJ5UJV）を出版した．

この書籍は50例の心音図とその解説（英語）から構成

されている．電子書籍の特徴を最大限に生かすため，全例に実際の心音ファイルと心エコー動画もリンクしている．心音のトリビアなども含み，すべてのイラストもみずから手がけてみた．売り上げはともかく，自力で出版できた充実感にしばし浸ることができた．そして，その日本語翻訳版を「実践・心音図ハンドブック（50症例）」として無料公開することにした（図4）．30 MB余りのPDFファイルであり，タブレットや通常のコンピュータに最適なように調整している．美しい心音図の図鑑としての要素も組み込んでみた．神秘的な宇宙の写真集と同じである．圧倒的なイメージの前に，言語説明は最小限でよい．

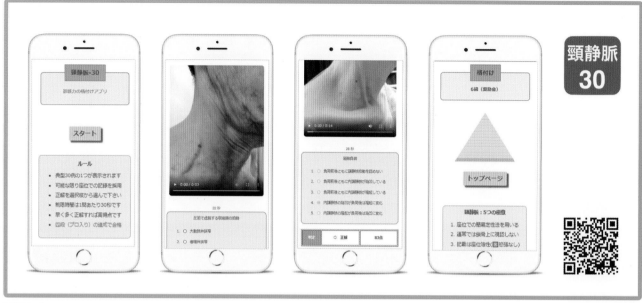

図5 頸静脈（簡易定性法）の無料ゲーム「頸静脈-30」

5. 頸静脈-30

　心音の重要性は改めて述べるまでもない．しかし，循環器疾患は心音以外にもさまざまな身体所見を呈する．とくに，頸静脈拍動は視診のみで中心静脈圧が推定できるため，心不全管理での価値は計り知れない．フラミンガム研究の心不全診断基準[1]では，頸静脈所見のみで心不全と診断できる．ただ残念なことに，頸静脈所見は臨床現場で最も活用されていない身体所見の1つではないだろうか．過去の遺産として眠らせておくにはあまりにも惜しい．

　頸静脈拍動が日常臨床で十分活用されていない最大の理由は，その評価法にあると思われる[2]．たとえば，45°半坐位では胸骨角は右房の中心から約5 cm上方に位置するため，胸骨角と内頸静脈の拍動上縁との垂直距離に5を加えた値が中心静脈圧と推定できる．しかし，特定の体位で定量的に評価することは必ずしも簡便な方法とはいえない．慢性左心不全の増悪で起坐呼吸のとき，あるいは通常の外来診察室では半坐位の姿勢をとることは難しい．

　近年ではより簡便な頸静脈の評価方法である簡易定性法が普及してきた[3]．つまり，坐位で鎖骨上に内頸静脈拍動を視認したら，その中心静脈圧は高度に上昇している．中心静脈圧は多くの左心不全例の左房圧を反映するため[4]，この簡易定性法が陰性なら，重篤な非代償性の左心不全はおお

むね否定できると思われる．この簡易定性法では中等度までの中心静脈圧の上昇は見逃される可能性があるが，さまざまな負荷を併用すれば，これらの症例も検出可能と思われる．筆者らは入院中の左心不全症例に対して退院前に6分間歩行[5]，あるいは吸気負荷[6]を追加して，簡易定性法が陽性になる症例では心事故の頻度が高いことを報告している．

　この簡易定性法を日常の心不全診療にぜひ導入してほしい．たとえば，息切れを訴える症例で鎖骨上に内頸静脈の拍動を認めれば，非代償性の左心不全が疑われる．安静坐位では頸静脈拍動を認めない場合，呼吸負荷を追加すればよい．一方，心不全症例で治療に伴って頸静脈拍動が消失すれば，その病態は改善していると判断できる．このような頸静脈の簡易定性法を遊び感覚で学ぶ無料ゲーム「頸静脈-30」を作成した（図5）．坐位で記録されたさまざまな病態の頸静脈拍動がランダムに出題される．基本ルールは前述の「心音-30」と同じで，より速く，より多く正解すれば高得点である．「心音-30」と異なり，「頸静脈-30」には初級コースと上級コースはない．これは視覚情報が聴覚情報よりも判定が容易と想定されるからである．計30症例の頸静脈所見（各種負荷を含む）の診断を繰り返すことで，新たな技術を容易に身につけることができると考えられる．「心音-30」と同様に格付けの四段を目指して早速挑戦してほしい．

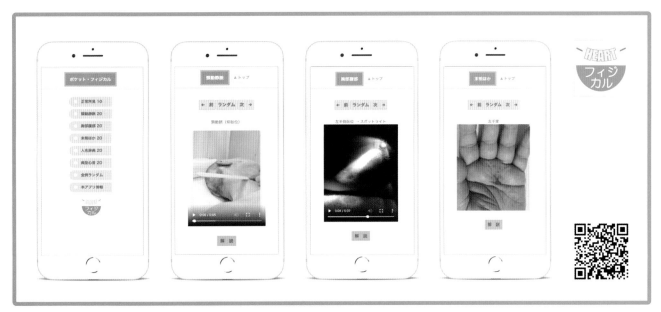

図6 心臓フィジカルの無料アプリ「ポケット・フィジカル」

6. ポケット・フィジカル

心音の学習アプリである「ポケット心音」のフィジカル版が「ポケット・フィジカル」である（図6）．健常者の身体所見10例と各種循環器疾患の頸部所見20例，胸腹部所見20例，末梢所見20例から構成されている．動画を視聴した後に，解説ボタンを押して身体所見の説明を確認してほしい．百聞は一見に如かず．収縮性心膜炎の特徴的な頸静脈拍動や肥大型心筋症の二峰性心尖拍動などを知っていれば，画像検査前に身体所見のみで診断できる．感染性心内膜炎で出現するさまざまな末梢サインは，一度見れば忘れることはないであろう．大動脈弁逆流に伴うピストル射撃音やヒル徴候は循環動態学の奥深さを教えてくれる．

英単語カードを真似た構成を採用し（シャッフル機能あり），繰り返すことで効率よく身につくように工夫している．また，心音の発見者（Ⅰ音はハーベー，Ⅱ音はラエンネック）や人名所見（例：コリガン脈やクインケ徴候）など歴史的な20偉人を取り上げて解説している．どうしても覚えておきたい典型的な20心音もアプリのアップデート時に追加した．まさに診療に必要不可欠な身体所見がトリビアと共に網羅されているといえるのではないだろうか．循環器疾患に関連する多種多様な身体所見を一通り学習するのにうってつけのアプリと考える．ちなみにアイコンはドラえもんの妹であるドラミちゃんをイメージした．

7. 心臓フィジカル広場

身体所見は奥深い．たとえば頸静脈波曲線は3つの陽性波（a波，c波，v波）と2つの陰性波（x谷，y谷）で構成される．各要素は頸静脈の内圧と容量の組み合わせで決定され，その主たる成因は，a波＝右房の収縮，c波＝三尖弁の右房側への膨隆，x谷＝右房の拡張，v波＝静脈還流による右房の充満，y谷＝三尖弁の開放による右房圧の低下である．頸静脈拍動は陥凹として視認されることが多く，健常者では収縮期のx谷と拡張期のy谷の二峰性を示す．これらの知識を活用すれば，頸静脈波形から複雑な病態をより正確に評価することができる．このような匠の業を共有して皆で成長することを目的に立ち上げたページが「心臓フィジカル広場」である（図7）．投稿方法はウェブ版の右にある郵便ポストのアイコンをクリックすれば表示される．

開設から4年以上が経過したが，残念ながら外部からの投稿はとても少ない．最近では筆者一人が日常臨床で経験した症例をアップしている状態ではあるが，幸い興味深い症例が尽きることはない．少なくとも週2回（月曜日と木曜日）の更新を楽しんで継続できている．動画の編集過程で，診察室では見落としていた所見に気づくことも少なくない．成書や論文には記載されていない所見を経験することもある．必ずしもすべての身体所見をうまく解釈できているわけではないが，皆の議論のきっかけになればと思っ

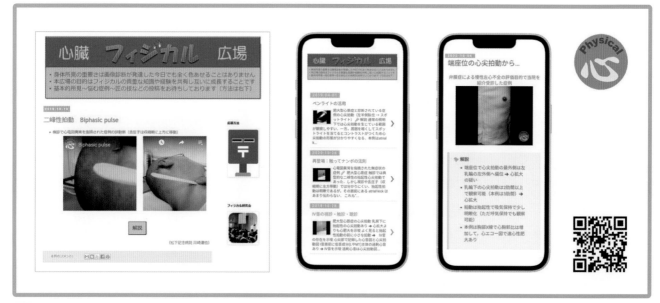

図7 心臓フィジカルの学習ページ「心臓フィジカル広場」

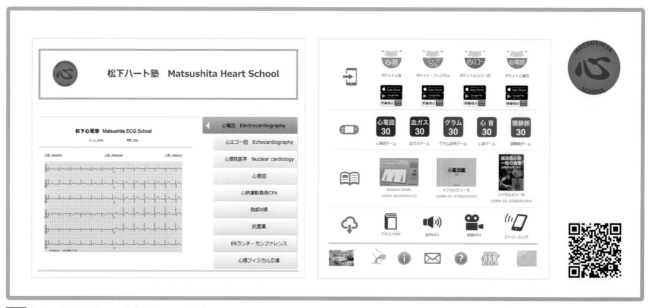

図8 心臓の総合学習ページ「松下ハート塾」

ている．なお身体所見を快く記録させてもらい，ネットでの共有にも同意をいただいた患者さんには心から感謝している．

8. 松下ハート塾

上記で紹介した心音や身体所見以外にも，筆者はさまざまな循環器関連のコンテンツを公開している．心電図や胸部X線，心エコー図，心臓核医学，心肺運動負荷試験などの学習ページである．また総合診療の観点から，血ガス分析やグラム染色，抗菌薬などの学習コンテンツも提供している．これらすべてのデジタルコンテンツへのポータルサイトが「松下ハート塾」である（図8）．初期研修医と毎週行っている早朝の心電図勉強会（松下心電塾）のデジタル公開を決意して以来，足かけ10年で1 GBを超える大きな医療コンテンツに育った（これでもデータをかなり圧縮

している）．スライドで使用できる心音ファイルなども ダウンロードできるようにしている．商業目的を除いて無許可で複写・複製・転載・配布・上映していただいて結構である（ただしその行為に関連して生じた問題に対しての責任は負いかねる）．なお，2022年3月からはツイッターでもフィジカル関連のツイートを行うようになった．もし興味があれば覗いてみてほしい（@jsbtk）．これらのデジタルコンテンツが皆さまのお役に少しでも立てているなら開発者・管理者としては望外の喜びである．

おわりに

　身体所見をもう一度思い出して，明日からの日常臨床に応用してほしい．診療がきっと楽しくなる．そして関連書籍の精読や講習会への参加などで技を磨き，みずからが匠となって次世代に業を伝えていってほしい．一念発起．唯我独尊でよし．

参考・引用文献

1) McKee PA, Castelli WP, McNamara PM, *et al.*: The natural history of congestive heart failure: the Framingham study. *N Engl J Med*, 285: 1441-1446, 1971.

2) Constant J: *Bedside Cardiology*, 5th ed. Lippincott Williams & Wilkins, pp67-93, 1999.

3) Sinisalo J, Rapola J, Rossinen J, *et al.*: Simplifying the estimation of jugular venous pressure. *Am J Cardiol*, 100: 1779-1781, 2007.

4) Drazner MH, Brown RN, Kaiser PA, *et al.*: Relationship of right- and left-sided filling pressures in patients with advanced heart failure: a 14-year multi-institutional analysis. *J Heart Lung Transplant*, 31: 67-72, 2012.

5) Kasai K, Kawasaki T, Hashimoto S, *et al.*: Response of Jugular Venous Pressure to Exercise in Patients With Heart Failure and Its Prognostic Usefulness. *Am J Cardiol*, 125: 1524-1528, 2020.

6) Shako D, Kawasaki T, Kasai K, *et al.*: Jugular Venous Pressure Response to Inspiration for Risk Assessment of Heart Failure. *Am J Cardiol*, 170: 71-75, 2022.

Profile

川﨑達也（かわさき たつや）
パナソニック健康保険組合 松下記念病院 副院長 / 循環器内科 部長
1994年 京都府立医科大学 医学部 卒業．プログラミングはすべて独学．

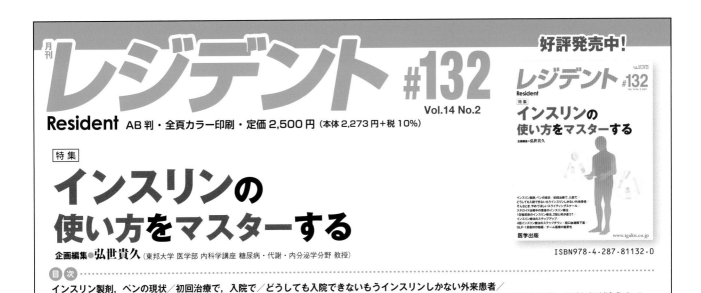

10

ジェネラリストとスペシャリストの心臓診察の違い・コントラスト〜それぞれの役割〜

平島 修

徳洲会 奄美ブロック総合診療研修センター センター長

Point 1 身体診察はジェネラリストとスペシャリストで診断精度が違うということを理解できる.

Point 2 ジェネラリストは入り口を押さえる. 症状・身体診察から循環器疾患を拾い上げることができる.

Point 3 スペシャリストは身体診察をフォローアップで使うことができる.

Point 4 スペシャリストは身体診察を初学者に指導することができる.

はじめに

ジェネラリストとスペシャリストの違いはなにか

　ジェネラリスト，スペシャリストを辞書で引くと，それぞれ「広範囲な知識・技術・経験をもつ人」「特定分野に深い知識や優れた技術をもった人」（大辞林）と書かれている．ひとことでいうと，その違いは広い技術か深い技術かになるが，身体診察における広いと深いの違いはなにか．循環器診療における身体診察で使用するのは聴診器，ペンライト，ものさしくらいで，特殊な道具は一切使わず，やろうと思えば素人でもできそうなものである．トレーニングを受ければ誰でもできる身体診察だが，その精度はジェネラリストとスペシャリストで違うのか，2006年GregoryらはⅢ音と駆出率低下（EF＜50％）について，初学者と専門医の精度の違いを報告した[1]．

- 心音図が示すⅢ音波形とEF＜50％の関連：感度52％，特異度88％
- 研修医が聴取するⅢ音とEF＜50％の関連：感度35％，特異度79％
- 循環器専門医が聴取するⅢ音とEF＜50％の関連：感度50％，特異度86％

　循環器専門医の精度は，研修医と比較して心音図の精度と比較して一致しているのがわかる．知識・経験の差が示された論文であるが，一見当然の結果のように思えるこの結果は身体診察のEBMの根底を揺るがす結果ともいえる．なぜなら，身体診察の精度について研究された論文は誰が診察したか，ということに言及しているものがほとんどないのである．結果としてこの研究は，身体診察におけるエビデンスの鵜呑みは危険であるという警笛を鳴らすものである．

　ジェネラリストにせよスペシャリストにせよ，時間とともに経験を積んでいくことになるが，スペシャリストの下には頻度の少ない疾患も紹介という形で訪れ経験していくことになるが，検査優先になりがちな医療の現状を踏まえると，診察技術を磨こうという意識がなければ数をこなし

表1 左心不全・右心不全からみた心不全徴候

左心不全徴候	右心不全徴候
起坐呼吸	食思不振・倦怠感
咳嗽・喀痰	嘔気
低血圧	全身浮腫・胸水
末梢冷感	静脈圧上昇
心尖拍動異常	傍胸骨拍動
Ⅲ音	Ⅱ音亢進
crackles/wheeze	Ⅱ音の幅の広い分裂
bendopnea	

ても初学者との差は生まれないと思われる．逆にジェネラリストであっても，少ない症例からでも診察技術を磨こうという意識が高ければスペシャリストと同等の技術は得られると思われる．今回このテーマを任された筆者は身体診察好きのジェネラリストであるため，あくまでジェネラリストからの視点になるが，それぞれが遭遇する頻度の高い状況を踏まえて述べさせていただく．

1. ジェネラリストに求められる心臓診察

患者みずからが「循環器疾患です」と名札をつけて来院してくれればどれだけ診療が楽になるだろうか．実際には，最終的に循環器疾患である患者がさまざまな症状を訴えて来院する（循環器領域に限った話ではないが）．ジェネラリストの役割は大きく2つ，①患者の訴えから循環器疾患か否かを判断し，専門医に紹介すること，②コモンな疾患においてはマネジメントを行うことである．ここでは①に注目し，循環器疾患を疑う場合に必要な身体診察について述べる．

呼吸困難：急性心不全か肺塞栓か肺炎か喘息か慢性閉塞性肺疾患か

呼吸困難が主訴となる疾患は循環器疾患に限らず多岐に存在する．とくに喘鳴を伴う急性の呼吸困難は気管支喘息との鑑別が容易ではないし，慢性閉塞性肺疾患（chronic obstructive pulmonary disease；COPD）による右心不全（肺性心）では呼吸器と循環器の両方にまたがることもある．呼吸器か循環器かという判断こそいずれもかかわって

いるジェネラリストが得意とする領域である．急性心不全を疑って身体診察を行う場合には，各所見が右心不全徴候か左心不全徴候かを分けて評価すると病態の整理がしやすい（表1）．

左心不全徴候

左心不全は左房内圧上昇に起因する病態（主に肺うっ血）と低心拍出に起因する病態と分けて捉えると理解しやすい．前者では，重症度によって労作時呼吸困難から安静時呼吸困難（起坐呼吸），咳嗽・喀痰（肺水腫），種々のcrackles を聴取する．左心系の圧上昇により肺胞内に漏れ出した液体成分が泡沫上の喀痰としてみられるが，聴診では肺炎と似た病態で肺胞内の液体成分によって吸気にcrackleを生じる[2]．一方，同様の病態は末梢気道レベルでも生じると考えられており，気管支レベルの浮腫・攣縮によって気管支喘息と酷似したwheezeを生じることがあり，心臓喘息といわれる所以である[3]．Bendopneaとは，左心不全患者は靴紐を結ぶような前かがみの姿勢になると約8秒（7～11秒）で呼吸困難が生じる，という所見である[4]．前屈することで胸部から腹部が圧迫され胸腔および腹腔内圧が上昇し，左室拡張末期圧が上昇し，その上昇に耐えられない左心不全患者は数秒後に呼吸困難が生じる．

後者の低心拍出（駆出率の低下）による診察所見は，血圧の低下，末梢冷感としてみられる．手足の先に触れて末梢の温度を感じてみるといった簡単な診察だからこそ診察者による差が出にくいため，大事にしたい所見である．Ⅲ音・心尖拍動異常は左房内圧上昇，駆出率低下のいずれにも関連する所見であり，気管支喘息やCOPD増悪ではみられない所見である．

右心不全徴候

右心不全も左心不全と同様に，右心系の圧が高まった状態をイメージすると診察所見を理解しやすい．右房内圧上昇の結果，全身の体液貯留（浮腫，胸腹水，肝腫大），静脈圧の上昇の所見がみられる．また，解剖学的に前胸部に位置する右心房・右心室は，圧が高まると拍動そのものを胸骨部（とくに左縁）に触知されることがある．また，肺

表2 急性心筋梗塞と症状の関連（文献5)より引用）

胸痛の表現	陽性尤度比（95 % CI)
心筋梗塞の可能性を上げる症状	
右上肢か右肩への放散	4.7 (1.9〜1.2)
両腕か両肩への放散	4.1 (2.5〜6.5)
運動との関連	2.4 (1.5〜3.8)
左上肢への放散	2.3 (1.7〜3.1)
発汗	2.0 (1.9〜2.2)
嘔気・嘔吐	1.9 (1.7〜2.3)
以前の心筋梗塞に似ている	1.8 (1.6〜2.0)
押されるような痛み	1.3 (1.2〜1.5)
心筋梗塞の可能性を下げる症状	
胸膜痛様の痛み	0.2 (0.1〜0.3)
体位での痛み	0.3 (0.2〜0.5)
鋭い痛み	0.3 (0.2〜0.5)
動悸とともに繰り返す	0.3 (0.2〜0.4)
乳房痛	0.8 (0.7〜0.9)
運動との関連がない	0.8 (0.6〜0.9)

表3 高度大動脈弁狭窄の特徴

動脈拍動	頸動脈立ち上がりの遅延（小脈）
心尖拍動	抬起性心尖拍動
心音	Ⅱ音の減弱 or 消失 雑音が後半にピーク，長い持続時間 ＊雑音の大きさ，Ⅲ音・Ⅳ音の有無は重症度と関連しない

動脈圧上昇による異常所見は，聴診所見としてⅡ音の亢進，Ⅱ音の幅の広い分裂として聴取する．

胸痛：心筋梗塞か大動脈解離か気胸か

急性心筋梗塞／大動脈解離は一刻を争う致命的疾患であるため，来院から最小時間で治療までつなげることが必要とされる．「ぱっと見」でそれらを疑うことができるかどうかが重要である．心筋梗塞らしさを示す胸部症状を表2に示す5)．すなわち，「ぱっと見」重篤感があり，じっとり汗をかきながら，胸部から肩（左右問わず）を痛がる患者は問診と同時に心電図へと移りたい．身体診察で心筋梗塞を確定するのは難しいが，心臓の状態を推定することは可能である．触診で心尖拍動の外側へのシフト（鎖骨中線よりも外側で触知）は駆出率の低下は関連し，Ⅲ音の聴取と駆出率の低下，Ⅳ音の聴取と拡張能低下と関連がある．病歴で疑いつつもすぐに心尖拍動を確認・評価し，その心尖拍動部にベル型聴診器を当ててⅢ音・Ⅳ音をとりにいくようにしたい．重篤化し，心原性ショックおよび急性心不全を合併した場合には，先に述べた駆出力低下による末梢冷感，左房内圧上昇に起因した呼吸音の異常がみられる．心臓以外を疑う胸痛では気胸を意識した呼吸音の減弱，胸部打診の左右差や肋軟骨炎などの胸郭の異常を意識した，圧痛の有無を丁寧に評価すると診断を身体診察で絞り込むことは可能である．

失神：不整脈か重症大動脈弁狭窄か　　　　神経調節性失神か起立性低血圧か

失神の原因のなかでも致命的になりうる心原性失神は見逃したくない原因である．失神を起こしうる心疾患は，不整脈（徐脈性，頻脈性，その他QT延長・Brugada症候群など），重症大動脈弁狭窄症，閉塞性肥大型心筋症，急性冠症候群，大動脈解離，肺塞栓症など多岐にわたる．

心原性失神は，1回心拍出量の低下あるいは心拍数の低下に伴う病態を診察で捉えるとよい．バイタルサインで徐脈の有無を確認するのは当然ではあるが，完全房室ブロックでは頸静脈波の大砲A波(canon A wave)がみられたり，心房と心室が独立して拍動しているためⅠ音の強さが心拍ごとに変わったりする（ものすごく意識して聴かないとその差はわからない所見である）．

失神を起こす代表的な弁膜症である大動脈弁狭窄症の特徴は押さえておきたい．大動脈弁狭窄症は荒々しい駆出性収縮期雑音が特徴的で，検出そのものは難しくないが，その大動脈弁狭窄が失神と関連しているか吟味することが重要である．大動脈弁狭窄の自然史として，有名な狭心痛，失神，心不全などの自覚症状とともに治療介入しない場合の予後がそれぞれ約5年，3年，2年といわれているが，高度狭窄があっても無症候のまま経過しそれぞれの症状が出現することが多い．すなわち，失神患者において大動脈弁狭窄症を疑う場合には表3のような重症大動脈弁狭窄症の所見を評価すべきである．

浮腫：慢性心不全か低アルブミン血症か　　　　リンパ浮腫か

浮腫の原因を検討しないまま利尿薬を投与してはならない．廃用が進んだ高齢者が椅子に一日中座って過ごすことで起こる両下腿浮腫に対して利尿薬を投与してしまうと，脱水や電解質異常で動けなくなり救急搬送されたり，骨粗

鬆症が進行したりしてしまう結果につながる．1日に約20
Lもの血漿成分が毛細血管から間質へ濾過され，静脈系あ
るいはリンパ系に再吸収されている．当然重力の影響を
大きく受けるため，健常者でも動かず立った状態で一日を
過ごせば，夕方ごろには足先から浮腫を生じる．間質に濾
過された血漿の再吸収に影響を及ぼすのは重力と筋力であ
る．立った状態でも歩くことで筋肉の収縮・弛緩によって
ポンプ作用が起こり再吸収は促進される．廃用や膝の痛み
などで一日中座って過ごす高齢者が両下腿浮腫を訴えるの
は，足が太くても筋肉量は少なく，収縮運動もないため，
再吸収されずに浮腫が起こるのは生理的ともいえる．

　慢性心不全の右心不全徴候としてみられる下腿浮腫は，
毛細血管の静水圧が上昇することで生じる．右心不全徴候
ではあるものの，その原因は右室梗塞や収縮性心膜炎と
いった右心そのものの問題よりも，左心由来の問題である
場合が多い．そのため，身体診察では純粋な右心不全をき
たす状態なのか，両心不全なのかを意識すると病態を推測
しやすくなる．浮腫の診察では，①浮腫の質を評価，②浮
腫以外の静水圧上昇診察を行う．

Pitting or non-pittingかfast or slowか

圧痕を残す浮腫pitting edemaと圧痕を残さない浮腫non-pitting edema

　うっ血性心不全による浮腫は圧痕が残るが，圧痕性浮腫は
水分のみが間質内に貯留した状態を意味する．一方，甲状腺
機能低下症（粘液水腫），炎症（蜂窩織炎），脂肪性浮腫の場
合は，水分とともにムコ多糖類やタンパクなどの血漿由来の
物質が間質内に貯留するために，圧痕をほとんど残さない．
前脛骨部を1～2秒間母指で押して圧痕が残るかを判断する．

すぐに圧痕が戻る（fast）かしばらく圧痕を残す（slow）か

　前脛骨部を10秒間圧迫した後に，圧迫を解除して元に
戻るまでの時間（pit recovery time）を診る診察法で，
40秒以上をslow pitting edema，40秒以内をfast pitting
edemaと判定する．最近3か月以内に生じた浮腫を鑑別す
る診察法で，fast pitting edemaは低アルブミン血症との
関連が示唆されている（図1）[6]．低アルブミン血症でも慢

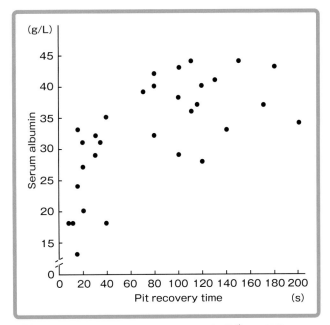

図1 低アルブミン血症とpit recovery time（文献[6]より引用）

性的に生じている浮腫，あるいは心不全に関連した浮腫で
はslow pitting edemaを呈する．

静水圧上昇を示唆する所見

　心原性浮腫を疑う場合には，いわゆる右心不全徴候を併
せて評価する．頸静脈圧の上昇は右房内圧の上昇を推定す
る診察所見で，併せてII音の亢進，II音の幅の広い分裂を
評価する．

熱源のはっきりしない発熱：感染性心内膜炎はあるのか

　急性の発熱で来院し，熱源がはっきりしない患者を診察
する場合は，一度は感染性心内膜炎あるいは菌血症を検討
する必要がある．感染性心内膜炎の代表的な起因菌は黄色
ブドウ球菌，レンサ球菌を含む口腔内常在菌であり，侵入
門戸として皮膚・口腔内病変が多いため，皮膚病変（最近
できた傷，アトピー性疾患などの背景疾患），う歯・歯周
炎の有無などの評価を行う．黄色ブドウ球菌やレンサ球菌
は，心臓の弁だけではなく骨や関節に病巣を作りやすいた
め，四肢の関節，脊椎病変がないかそれぞれ圧痛や叩打痛
の評価を行う．感染性心内膜炎は静脈注射由来の感染を除

いて，左心系の僧帽弁，大動脈弁を侵すため，僧帽弁逆流症と大動脈弁逆流症の有無を意識して聴診を行う．大動脈弁逆流音は呼吸音に似た高調な雑音であり，見逃しやすい雑音の1つである．坐位では患者を前傾姿勢にして，臥位では腹臥位にして聴診器（膜）を第3/4胸骨左縁に当てて，呼吸状態が安定している場合には患者に息止めを指示して行うと聴診感度が上がる．心臓以外にも末梢病変として，眼瞼結膜の点状出血，四肢末梢の点状出血（Janeway斑），局所への免疫複合体の沈着により生じる指先端の有痛性結節（Osler結節），眼底内の少出血やRoth斑を狙ってとりにいく．いわゆる全身疾患であり，ジェネラリストが得意とすべき疾患である．

2. スペシャリストと身体診察

心エコー検査もなかった100年以上前なら身体診察を手がかりに治療介入することはあったかもしれないが，診断技術の進歩に伴い，身体診察が治療の決め手になることはほぼなくなった．治療介入の最終決定は心エコー検査や心臓カテーテル検査で行われる．では現在の，そしてこれからの循環器スペシャリストにとって身体診察の意義とは何であろうか．本誌はレジデントを主な対象にしたものであるため，ジェネラリストである私がこれから循環器スペシャリストを目指している読者へ願いを込めて述べさせていただく．

治療の効果判定に身体診察を用いる

薬剤治療やカテーテル治療などの専門的治療を開始した後の効果判断は採血データや右心カテーテル（スワンガンツカテーテル）データなどの数値，X線検査や心エコー検査などの画像検査が用いられるのが一般的であるが，身体診察による効果判定はすぐに，経時的に，そして侵襲なしに可能である．また身体診察においては，治療介入前の所見は同じ疾患でも患者によって違っており，治療前の患者ごとに基準が異なる．身体診察所見と検査所見をうまく組み合わせることで，患者の改善や急変を素早く察知できるようになる．

たとえば，Ⅳ音は心室の伸展性の低下（心室コンプライアンスの低下）によって生じる拡張期の過剰心音であり，急性心筋梗塞と関連しているが，一方で，発症後1か月の時点でのⅣ音の存在は5年後の死亡と関連するといわれている[7]．経皮的冠動脈形成術（percutaneous coronary intervention；PCI）を行った後にフォローアップとして心臓心エコー検査はルーチン検査のごとく行われるであろうが，診断時にⅣ音の存在の確認，そしてⅣ音が消えていく過程を追いかける診察がどれくらいなされているだろうか．心音の聴診は（他の診察でもいえることだが）冒頭でも述べたように，誰が診察するかによってその精度は変わってしまう．身体診察技術の高いスペシャリストは変化していく患者の診察所見を日々確認することでその技術が高まっていくのである．

ジェネラリスト／初学者への教育者として

循環器疾患患者の多くはいきなり循環器専門外来を受診するのではなく，クリニックや総合病院の一般内科・救急科を受診する．スペシャリストは，初療医によって診断が確定したが専門的治療が必要な場合，診断確定のための検査（カテーテル検査など）が必要な場合に相談される．循環器疾患の診断・治療も他の領域の疾患と変わらず基本は病歴と身体診察である．たとえば，一過性に症状が出現する胸部絞扼感や失神は初療時の検査に異常がみられなくても，その前後の患者の訴えが狭心症や心原性失神を診断する決め手になることがある．狭心症といっても典型的な労作時の胸部絞扼感を訴える患者だけではなく，喉の痛みで耳鼻咽喉科を受診したり，歯の痛みで歯科に受診したりする患者もいる．専門医はこういった非典型的な症状を多く対応することでガイドラインには載らない（平均値ではない）患者への診断力が高まる．心臓心エコー検査，心臓カテーテル検査という答え合わせができる技術が進歩しているからこそ，身体診察には妥協せずジェネラリストに対して身体診察の教育者として活躍していただきたい．以下は，ジェネラリストである自分が実際の症例を通してベッドサイドでスペシャリストに教授いただきたい内容をまとめる．

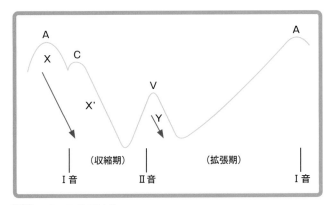

図2 正常の頚静脈波形
A：心房収縮，C：三尖弁閉鎖，V：右房の充満
X：右房の弛緩，X'：右房基部の沈み込み，Y：右房から右室への流入

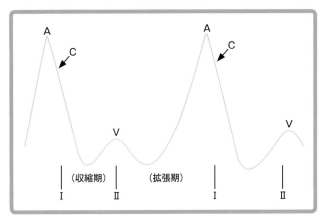

図4 巨大A波（giant A wave）
頚静脈波周期においてすべてのA波で異常な増高を認める．

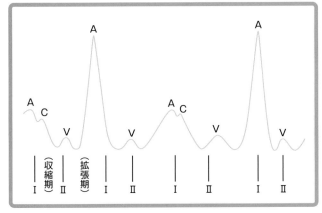

図3 大砲A波（canon A wave）
規則的，あるいは不規則なタイミングで大きなA波を認める．

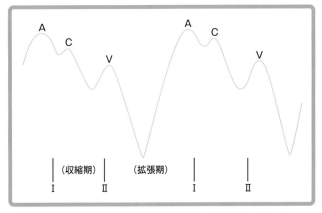

図5 深いy谷（Freidreich徴候）
x谷と比較して拡張期におけるy谷が深い波形．視診では凹む拍動の2相目がぐっと沈みこむように観察される．

内頚静脈の拍動の評価

大砲A波（canon A wave）と
巨大A波（giant A wave）

　正常の内頚静脈波は2相性の内向き拍動として観察される（図2）．言葉が紛らわしいが，大砲A波／巨大A波は視診では，動脈波に似た外向きに飛び出すような拍動として観察される．大砲A波は内向きの正常静脈波の途中で出現するA波で，規則的に出現する場合，発作性上室性頻拍症が考えられ，不規則に出現する場合，完全房室ブロック，心室性期外収縮が考えられる（図3）．これは不整脈により三尖弁が閉じた瞬間に右房が収縮することに起因する．巨大A波は頚静脈波の周期においてすべてのA波が増高した波形で，三尖弁狭窄や右房粘液腫，肺高血圧症によって生じる（図4）．これは，右房収縮により高い圧力が必要になることに由来する．

深いy谷（Freidreich徴候）

　頚静脈波の2相目の脈波であるy谷が深く沈み込む脈波で，収縮性心膜炎に特徴的な徴候である（ジェネラリストが収縮性心膜炎に遭遇することはめったにない）．頚静脈波形におけるy谷は右房から右室への流入圧の低下による波形であるが，上昇した右房圧が三尖弁の開放とともに一気に右室へ流入することで深いy谷として観察される（図5）．

　Nikolaus Friedreich（1825〜1882年）はドイツの病理・神経学者で，常染色体劣性遺伝のフリードライヒ運動失調症の提唱者として有名である．この疾患は側彎症，筋肉の衰弱，言語障害を生じるが，併せて心筋障害も生じ肥大型心筋症も発症する[8]．提唱当時の1860年代には，画像検査はX線検査を含め皆無であり，身体診察の異常所見は解剖で答え合わせをするという時代で，心筋病変の観察から身体診察の異常へとつながったと考えられる．

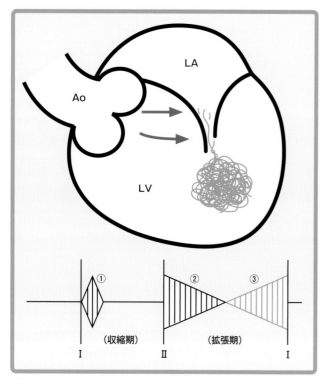

図6 ARによる心雑音
①収縮期血流性雑音，②拡張早期雑音，③Austin Flint雑音
Austin Flint雑音は，大動脈からの逆流波が僧帽弁前尖を圧排し僧帽弁の開放制
限を生じ相対的僧帽弁狭窄となることで起こる．

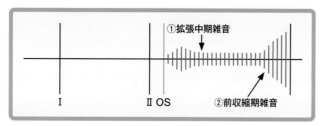

図7 MSによるOSと拡張期雑音のタイミング

心音

収縮中期クリック

　僧帽弁逸脱症でみられる過剰心音で，収縮期に逆流によって左室から左房へ逸脱する僧帽弁の腱索が急速に伸展することによって生じる音である．クリック音のタイミングが体位によって変化（心臓のサイズが変化）するため，他の過剰心音との鑑別ができる．心臓が小さいと早期になるためタラッタ，心臓が大きくなると後期になるためタッタラという心音になる．臥位で両足を挙上することで（前負荷の増加），あるいは立位から蹲踞することで心臓は大きくなるため，クリック音は遅れる（タッタラになる）．

腫瘍プロップ

　左房粘液腫（または右房）が拡張期に心室へ動くことで僧帽弁口（三尖弁口）に衝突し，過剰心音が生じる．拡張早期のタイミングで，すなわちII音の直後に生じる音（タッタラ）でII音の分裂やIII音との鑑別になる．体位によってプロップ音が消失したり，突然血圧が変動したりすることが他の過剰心音との鑑別点となる．

心雑音

①大動脈弁逆流症によるAustin Flint雑音

　大動脈弁逆流症（aortic valve regurgitation；AR）の心雑音は，呼吸音に似た高調な拡張期雑音が有名だが，それ以外にも収縮早期血流性雑音，Austin Flint雑音を聴取できる．収縮早期血流性雑音は大動脈逆流によって左心室内に流入した大量の血液が一気に収縮期に通過することによって駆出性雑音として聴取される．

　Austin Flint雑音は心尖部で聴こえる拡張末期（あるいは前収縮期）ランブル音で，低調な音のためベル型聴診器で聴取する．逆流波による前尖のはためき，逆流波と前尖の衝突，左室の振動などが考えられている（図6）．

②僧帽弁狭窄症による拡張中期雑音・前収縮期雑音

　僧帽弁狭窄症（mitral valve stenosis；MS）は弁膜症のなかでも最も多彩な音を聴取し，その解剖学的病態を考えるだけでも楽しい．拡張期は拡張早期に心房から心室へ勢いよく流れる急速流入期と，拡張後期に心房が収縮することで再度一気に流れる心房収縮期とに分かれる．MSの雑音の前半は，僧帽弁が翻ることによって起こるopening snap（OS）の直後から，拡張早期（急速流入期）にピークとなる雑音（拡張中期雑音）が起こる．前収縮期雑音は拡張後期の心房収縮に由来すると思われていたが，心房が収縮しない心房細動患者からも聴取することから，原因は左室の収縮開始時に僧帽弁口がさらに狭くなることによるといわれている（図7）．いずれも低調な音で心室にベル型聴診器を当てて，音を狙ってとらないと絶対に判別できない，経験のあるスペシャリストにしか聴取できない音である．

おわりに

　私は離島の病院で急性期から療養まで循環器科のない病院で診療している．実際，専門的治療が必要な患者に遭遇し，救急車あるいはヘリコプターに同乗して専門施設へ搬送することもある．あるいは，とくに高齢者医療の現場では，治療を望まない患者と最後の時間まで一緒に過ごすこともある．患者を目の前にして，話に耳を傾け，手を当てることにジェネラリストもスペシャリストもなく，ただ主治医である医者が目の前にいるだけである．聴診器を当てるだけで涙を流されることもある．身体診察には単に情報収集のための道具という意味だけではなく，患者と医師の心をつなぐ役割がある．それだけでも身体診察を学ぶ意義は十分すぎるほどある．

　身体診察を学び，手当ての医療にあふれる世界を実現していただきたい．

参考・引用文献

1) Marcus GM, Vessey J, Jordan MV, *et al.*: Relationship between accurate auscultation of a clinically useful third heart sound and level of experience. *Arch Intern Med*, 166: 617-622, 2006.

2) Ware LB, & Matthay MA: Clinical practice. Acute pulmonary edema. *N Engl J Med*, 353: 2788-2796, 2005.

3) Ceridon M, Wanner A, & Johnson BD: Does the bronchial circulation contribute to congestion in heart failure? *Med Hypotheses*, 73: 414-419, 2009.

4) Thibodeau JT, Turer AT, Gualano SK, *et al.*: Characterization of a novel symptom of advanced heart failure: bendopnea. *JACC Heart Fail*, 2: 24-31, 2014.

5) Swap CJ, & Nagurney JT: Value and limitations of chest pain history in the evaluation of patients with suspected acute coronary syndromes. *JAMA*, 294: 2623-2629, 2005.

6) Henry JA, & Altmann P: Assessment of hypoproteinaemic oedema: a simple physical sign. *Br Med J*, 1: 890-891, 1978.

7) Ishikawa M, Sakata K, Maki A, *et al.*: Prognostic significance of a clearly audible fourth heart sound detected a month after an acute myocardial infarction. *Am J Cardiol*, 80: 619-621, 1997.

8) Mahmoudi Nezhad GS, & Dalfardi B: Nikolaus Friedreich (1825-1882). *J Neurol*, 261: 2046-2047, 2014.

Profile

平島　修（ひらしま　おさむ）
徳洲会 奄美ブロック総合診療研修センター センター長
奄美大島 離島医，教育系Youtuber．2005年 熊本大学 卒業，福岡徳洲会病院勤務．2009年 市立堺病院（現 堺市立総合医療センター）勤務．2012年 身体診察教育プロジェクト「フィジカルクラブ」を開始．2013年 奄美大島．2019年 Youtubeチャンネル「医師の教養」「フィジカルクラブちゃんねる」を開設．医療者のためになる教養，身体診察の技術を全国へ向けて発信している．

11

呼吸器内科から見る循環器疾患
〜呼吸音も勉強しよう〜

皿谷　健

杏林大学 呼吸器内科 准教授

Point ① 正常呼吸音を知ることができる.

Point ② 副雑音を理解することができる.

はじめに

肺音を学ぶ機会は乏しいが，いよいよ2023年度から医学生の4年生，6年生のOSCE試験にも肺音が導入される予定であり，心音とともにその理解へのニーズは高まっている.

正常肺音/呼吸音が変化するとき

呼吸音は生理的な音で，正常な呼吸には気管呼吸音と気管支呼吸音，肺胞呼吸音がある（図1）[1]. 呼吸音の異常は呼吸音減弱，消失と呼吸延長に分類される. 呼吸音減弱，消失は慢性閉塞性肺疾（chronic obstructive pulmonary disease；COPD）や肺水貯留，無気肺，大葉性肺炎として認識されることが多く，呼気延長はCOPDが代表疾患である.

正常呼吸音

気管呼吸音は高く，気管支呼吸音が中くらいの程度，肺胞呼吸音は低く聴取される. 肺音の伝達では，肺は高い音を吸収してしまう機能を備えており，200 Hz以上の音を通しにくいlow pass filter（低音通過フィルター）である.

気管呼吸音（tracheal sounds）

吸気：呼気が1：1の長さである. 荒々しい音が吸気，呼気で聴取される.

吸気，呼気の合間は1拍空く（図2）[1]. 気管上での聴診はlow pass filterの影響を受ける前の音を聴取できる（QR code 気管呼吸音）.

気管支呼吸音（bronchial sounds）

気管支分岐部付近で聴取し吸気：呼気は1：2程度とされる. ルイス角（胸骨角）のある気管分岐部周囲で聴取される音で（図3）[1]，上中肺野で聴取される. 気管呼吸音よりやや低い音である（QR code 気管支呼吸音）.

腫瘍やリンパ節腫大の気管支圧排/狭窄による気管支呼吸音の左右差をとくに注意する. Wheezes（笛音），rhonchi（いびき音），coarse crackles（水疱音）の有無に

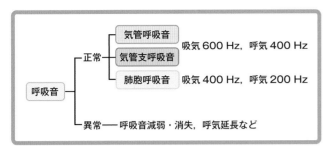

図1 呼吸音の分類（文献[1]より引用）

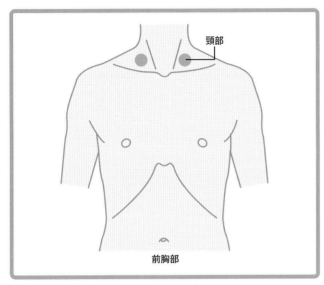

図2 気管呼吸音（●は聴診部位）（文献[1]より引用）
頸部は coarse crackles，wheezes，rhonchi が放散するため重要な聴診部位である．Fine crackles は頸部への放散を生じないといわれている．

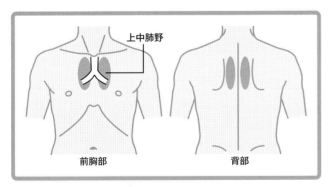

図3 気管支呼吸音（文献[1]より引用）

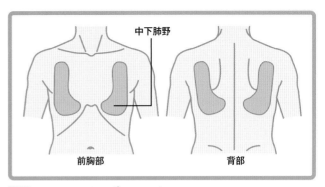

図4 肺胞呼吸音（文献[1]より引用）

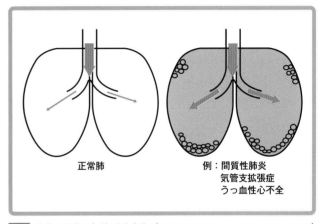

図5 肺胞呼吸音の気管呼吸音化（bronchophony，bronchial breathing）
正常肺では肺の low pass filter の働きで肺胞呼吸音は低い音となるが（左図）．硬い肺や心不全ではその働きが低下した結果，肺胞呼吸音の気管呼吸音化を生じる．

も注意する．気管支呼吸音の領域のわずかな wheezes や難治性咳嗽は，悪性腫瘍または縦隔リンパ節転移による気道狭窄／圧排が原因である可能性がある．気管支喘息という診断を受けた症例が実は肺がんであったということもしばしば経験するエピソードである[2]．背部の肩甲間部の上部は

気管支呼吸音の影響のため肺胞呼吸音よりやや高い音を聴取する．肩甲間部の下方は低調な肺胞呼吸音のみとなる．

肺胞呼吸音（vesicular sounds）（図4）[1]

肺野末梢で聴取され，吸気：呼気時間は2:1～3:1である（QR code 肺胞呼吸音）．通常は吸気のみで聴取されるが，間質性肺炎，気管支拡張症などの拘束性換気障害や（硬い肺），肺炎，肺水腫などの気道内分泌物の存在下では low pass filter の機能低下が生じる．結果として間質性肺炎，気管支拡張症，うっ血性心不全は肺野全体で低い肺胞呼吸音に高い気管／気管支呼吸音が混じるようになる．これを肺胞呼吸音の気管呼吸音化（bronchophony，bronchial breathing）という（図5）．救急外来で心不全症例のギャロップリズムを聴取しにいったが，呼吸がハアハアするために過剰心音が聴取しにくいと感じた経験はどの医師も一度はあるはずである．肺炎の注意深い聴診では呼気相に高い気管／気管支呼吸音が「ハア～」と

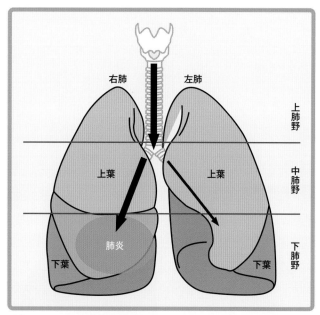

図6 肺炎による肺胞呼吸音の気管呼吸音化（文献[1]より引用）

いう音で認識されるようになる（図6）[1]．これも肺胞呼吸音の気管呼吸音化である．逆に肺炎以外で肺胞呼吸音の気管呼吸音化があれば，比較的進行した肺実質や気道病変があることが推定される．

肺胞呼吸音の気管呼吸音化は肺炎だけではなく，気道と交通のある空洞病変でも生じる．気管呼吸音から空洞内で空気が乱流となって舞う音が空洞呼吸（amphoric breathing）として認識される．COPDに伴う上葉の空洞性病変や，腫瘍によるair trappingなどで聴取することがある[3]．症例の多くは肺胞呼吸音の左右差を契機に認識されることが多い．

図7[3]は，肺腺がんの気管支閉塞による囊胞の増大を認めた症例であり，典型的な空洞呼吸が確認できる．実際の音源を確認されたい[3]．

副雑音

副雑音はラ音と胸膜摩擦音に分類される．ラ音は断続性ラ音のcoarse crackles（水泡音），fine crackles（捻髪音）と連続性ラ音のwheezes（笛音），rhonchi（いびき音）に分類される．

連続性ラ音にはその他，stridor（ストライダー）やsquawk（スクウォーク）がある（図8）[1]．

断続性ラ音

Coarse crackles（水泡音）

気道内の分泌物の泡が気流によりはじける音であるとする説や，閉塞した末梢気道がガスの噴流で再開通するときに生じる音であるとする説がある．

吸気のみまたは吸呼気の両方（QR code Coarse crackles）で聴取される．咳嗽によって減弱または消失し，体位の影響を受けない．250〜500 Hzの低い音でひとつひとつの断続性ラ音が耳で分離できるのがfine cracklesとの鑑別に有用である．肺野のどの部位でも聴取可能である．

Fine crackles（捻髪音）

虚脱した末梢気道の急速な開放音（stress-relaxation quadrupole theory）であるとされ[4]，500〜1000 Hzの高い音でひとつひとつのラ音は耳で分離できない（QR code Fine crackles）．

坐位で肺底部を狙って吸気努力をしてもらい聴取する．気管支の虚脱が生じやすい坐位で聴診することを意識する．わずかなfine cracklesが間質性肺炎の早期診断につながる．肺底部は肩甲骨下角とヤコビー線（L3/L4）の中間部位に相当する（図9）[1]．前胸部では側胸部下部を主体にfine cracklesを聴取する．近年は間質性肺炎の原因によらず（特発性または二次性間質性肺炎）であっても抗線維化薬の導入が可能であり，急性増悪の抑制や生命予後の改善も示されている．早期発見と適切なタイミングでの早期治療導入が求められる時代である．

連続性ラ音

狭窄部での気道壁の振動で生じるとされ，太く柔らかい気道は200〜250 Hzの低音に（rhonchi）（QR code Rhonchi），細く硬い気道は400 Hz以上の高音（wheezes）（QR code Wheezes）となる．気道内の粘調な分泌物の振動は低音（rhonchi）となる．Rhonchiは喀痰の喀出後にすみやかに消失し，聴診している間にも消失することをよく経験する．

Squawk（スクウォーク）

吸気の中期から後半にかけて聴取される末梢気道の開放

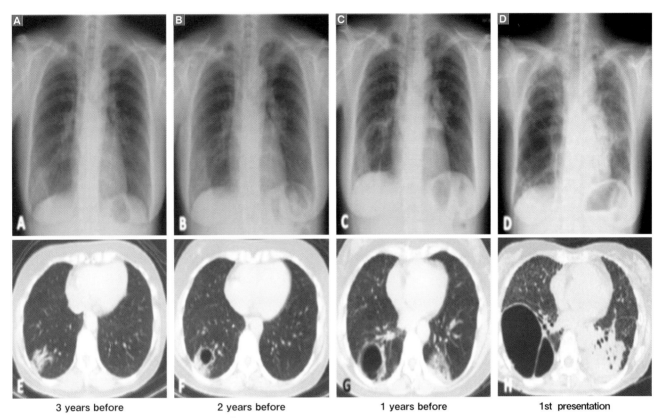

図7 肺腺がんによる巨大嚢胞の形成過程（文献[3]より引用）
巨大嚢胞は気道と交通があるため右下肺野背側で空洞呼吸を呈した．

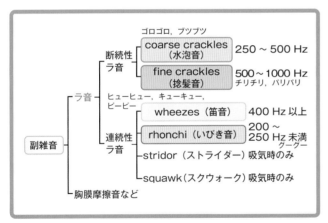

図8 副雑音の分類（文献[1]より引用）

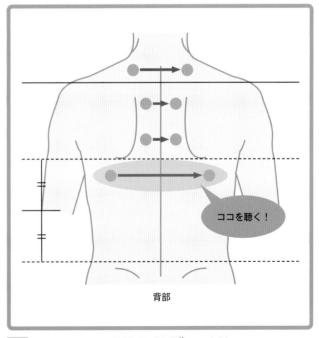

ココを聴く！

背部

図9 Fine cracklesの聴診部位（文献[1]より改変）

音であり，short wheezesとも呼ばれる．気管支拡張症や間質性肺炎でしばしば聴取される．

Stridor（ストライダー）

通常は吸気時の喘鳴を指す．胸郭外の気道閉塞の場合は吸気時に，胸郭内の気道閉塞では主に呼気時（または吸呼気時）に喉頭部で聴取する．胸郭内外につらなる巨大な甲状腺腫による気道圧排を呈し吸気，呼気の両方でwheezes

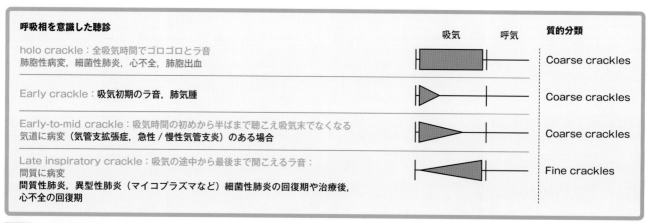

図10 呼吸相を意識した聴診

すなわちstridorを呈した一例を示す（QR code Stridor）.

気管支拡張症などを生じやすいのは中葉, 舌区域であり, 前胸部の第4-6肋間付近である.

ブロンコレアの症例では遺伝性/先天性疾患の他, 関節リウマチなどの二次性気管支拡張症を念頭にcoarse crackles, rhonchi, squawkの有無を注意して聴診する.

呼吸相を意識した聴診（図10）

断続性ラ音のうち, coarse cracklesとfine cracklesの分類は前述のとおりであるが, 副雑音が主に吸気のどのタイミングで始まり終わるのか？という呼吸相を意識した聴診を行う.

気道内に分泌物の多い肺炎, 心不全, 肺胞出血などでは全吸気を通じてcoarse cracklesを生じるため, holo-cracklesと呼ばれる.

Holo-cracklesはearly-to-mid cracklesとなり, late inspiratory cracklesへと変化しながら消退していく. 時間経過とともに発症から数日経つとcoarse cracklesにfine cracklesの成分（高調性）が混じることをしばしば経験する. この時相と質的な変化が肺音聴診の理解を難しくしている要因でもある. 肺気腫や気管支拡張症, 急性・慢性気管支炎では吸気初期から中期までのcoarse cracklesであるearly or early-to-mid cracklesを呈する. 間質性肺炎は典型的なlate inspiratory cracklesとなる. マイコプラズマ肺炎など喀痰が乏しい肺炎では, 病初期ではcoarse cracklesであるが, 発症から3日目にはfine cracklesを呈したとする報告もある[5].

QRコード

QRコードを読み取ると『レジデント』特設聴診Webページが開きます.
専用ページで仮想聴診シュミレーター iPax 聴診コンテンツが利用できます.
パスワード：resident#140
本サービスは『レジデント』140号発売から1年を目安に停止されます.
ご理解のほどよろしくお願いいたします.

おわりに

　本稿は肺音聴診の拙著[6]やインターネット上で無料閲覧が可能な「看護roo」の筆者による肺音特集を参考にした[7]．実際の音源はケアネットTVでも視聴可能である[8]．QR codeは聴診教育クラウドシステム「iPax」[9]および聴診トレーニングのための聴診スピーカー「聴くゾウ」[10]の音源を活用した．肺音勉強会が毎年名古屋で開催されており，参加いただければ幸いである[11]．

参考・引用文献
1) 皿谷　健：看護roo 聴診スキル講座，2016．https://www.kango-roo.com/learning/2424/．（2023年1月閲覧）
2) Saraya T, Nunokawa H, Sada M, *et al.*: Critical pitfall: another cause of wheezing. *BMJ Case Rep*, 2017.
3) Saraya T, Fujiwara M, Mikura S, *et al.*: Answer Found in a Blowing Sound: Amphoric Breathing Due to Cyst Formation in Pulmonary Adenocarcinoma. *Intern Med*, 58: 423-425, 2019.
4) Fredberg JJ, & Holford SK: Discrete lung sounds: crackles (rales) as stress-relaxation quadrupoles. *J Acoust Soc Am*, 73: 1036-1046, 1983.
5) Saraya T: Mycoplasma pneumoniae infection: Basics. *J Gen Fam Med*, 18: 118-125, 2017.
6) 皿谷　健：まるわかり！肺音聴診．南江堂，2020．
7) 皿谷　健：看護roo 聴診スキル講座，2016．https://www.kango-roo.com/learning/2424/．（2023年1月閲覧）
8) 皿谷　健：Dr.皿谷の肺音聴取道場，2020．https://carenetv.carenet.com/series.php?series_id=316．（2023年1月閲覧）
9) 株式会社テレメディカ：聴診教育クラウドシステム iPax．2019．https://telemedica.sakura.ne.jp/3sp-lp/ipax-lp/．（2023年1月閲覧）
10) 株式会社テレメディカ：聴診が学べる！ポータルサイト．https://3sportal.telemedica.co.jp/（2023年1月閲覧）
11) 肺音（呼吸音）研究会：ナース・PT・研修医のための肺聴診セミナー．https://coac.jp/haion/．（2023年1月閲覧）

Profile

皿谷　健（さらや たけし）
杏林大学 呼吸器内科 准教授
1998年 順天堂大学 卒業．東京都立広尾病院（ジュニアレジデント），東京都立駒込病院（シニアレジデント）を経て，2003年より杏林大学に勤務，現在に至る．
身体所見（肺音含む），マイコプラズマ感染症，胸水診断などを中心に診療/教育/研究を進めている．

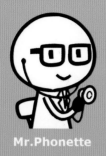
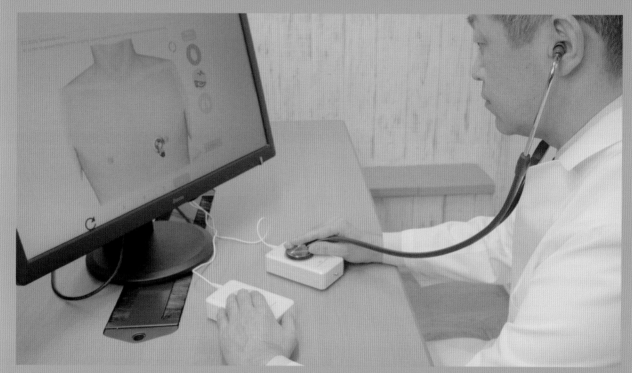

月刊 レジデント #141 NEXT ISSUE

Resident Vol.16 No.4

特集

救急科領域における中毒診療から
－若者を蝕む市販薬の過量服薬－

企画編集●上條吉人

特集にあたって

　2013年以降，若者を中心に眠気・怠さ防止薬として流通しているカフェインを主成分とする市販薬OD患者が増加し，救死的不整脈などによる重症例や死亡例の報告が相次ぎ社会問題となった．我々が2018年に発表した調査では，6.9%の患者が経過中に心停止となり，3.0%の患者が死亡し，この市販薬は非常に危険であることが明らかになった．さらにコロナ禍以降では，やはり若者を中心に眠気・怠さ防止薬に加えて，解熱・鎮痛薬や鎮咳薬などの市販薬OD患者が増加している．なかでも，10代の若者のOD原因薬物の第1位は市販薬であった．市販薬にはジヒドロコデインやメチルエフェドリンなどの依存性のある薬物が配合されているが，コロナ禍以降では，10代の若者の依存薬物の第1位が市販薬であった．以前より，患者が普段から依存している薬物を，なんらかの生き辛さを感じた際にODする傾向が指摘されているが，コロナ禍の若者の生き辛さを反映しているのかもしれない．

　そこで，今回は若者を蝕んでいる市販薬ODについて特集する．救急医療現場で増加している市販薬OD患者に遭遇した際に，読者の皆様が適切に対応できるように学んでいただければ幸いである．

上條吉人 (埼玉医科大学病院 臨床中毒センター)

定期購読のご案内

12冊　29,800円（10% 税込）（送料無料）
※月刊誌・毎月10日発売（年間12冊）
　定価2,500円（本体2,273円＋税10%）/冊・
　AB判・全頁カラー印刷
定期購読をご希望の際は，「バックナンバー・定期購入
のご案内」ページをご参照ください．
お問い合わせ：03-3813-8225（販売部）
E-mail：net@igaku.co.jp

お知らせ大募集！

学会・セミナー・研究会やイベントなどの告知を
「**レジデント**」に掲載してみませんか？
◎お申し込み・お問い合わせ
〒113-0033　東京都文京区本郷2-27-18
医学出版　「**レジデント**」編集部
☎ 03-3813-8888　　FAX：03-3813-8224
●掲載は無料です．
●誌面の都合により，表記など一部内容の変更をさせていただく場合がありますので，あらかじめご了承ください．

編集後記

　今回の特集のテーマは「循環器病診察」です．企画編集を引き受けていただいた水野先生の差配によって，読者の方々にとって診察の極意を会得するきっかけとなる特集になったと思います．また，今回の特集はQRコードを読み取ると実際の音声が流れるようになっております．そのため，読者の方々はより効率的に学習することができるようになっているはずです．本特集が読者の方々の明日からの診察に寄与することができましたら，『レジデント』編集部としては本望でございます．（A）

ご意見・ご感想をお寄せください

レジデントはいかがでしたか？ 皆さんのご意見・ご感想をぜひお聞かせください．
E-mail：net@igaku.co.jp

月刊 レジデント

Resident

Vol.16 No.3［通巻140号］　ISBN978-4-287-81140-5
2023年7月1日発行

編集発行人　村越誠二
発行所　　株式会社 医学出版
　　　　　〒113-0033 東京都文京区本郷2丁目27-18
　　　　　☎ 03-3813-8888（代表）
　　　　　FAX 03-3813-8224（編集部）
　　　　　E-mail net@igaku.co.jp
広告申込　☎ 03-3813-8225（営業部）

医学出版　www.igaku.co.jp

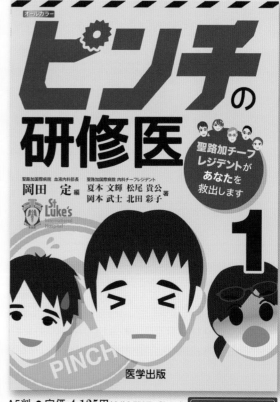
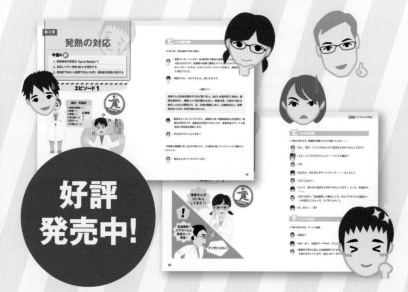

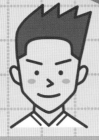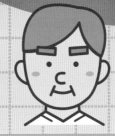
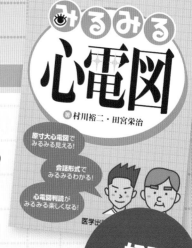

美容皮膚医学
BEAUTY

毎月25日発売 全頁カラー印刷／A4変型判　定価：4,400円（本体4,000円＋税10%）※第10号まで定価：3,960円（本体3,600円＋税10%）

全国の美容皮膚科医の
ニーズに応える必携・必読の専門誌

特集

医療
アートメイク

企画編集　**池田欣生**

社団法人医療アートメイク学会 理事長，東京皮膚科・形成外科銀座院 総院長

ISBN 978-4-287-91048-1

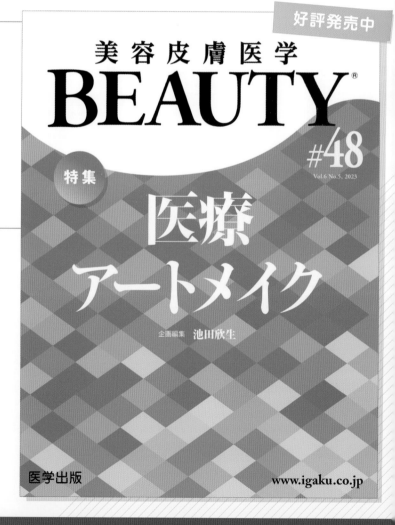

好評発売中

美容皮膚医学
BEAUTY®
#48
Vol.6 No.5, 2023

特集

医療
アートメイク

企画編集　池田欣生

医学出版

www.igaku.co.jp

医学出版　113-0033 東京都文京区本郷2-27-18
【販売部】☎03-3813-8225　FAX 03-3818-7888

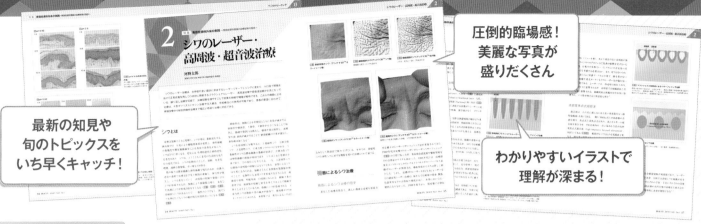

最新の知見や
旬のトピックスを
いち早くキャッチ！

圧倒的臨場感！
美麗な写真が
盛りだくさん

わかりやすいイラストで
理解が深まる！

バックナンバー

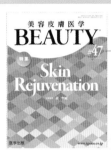
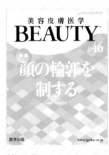
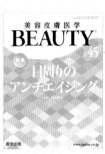

消化器内科

GASTROENTEROLOGY

A4 変型判／全頁カラー印刷／定価 4,400 円（本体 4,000 円＋税 10%）

®登録商標 第 6162656 号

消化器内科診療に携わる
すべての医師のための専門誌

第 35 号　Vol.5 No.1, 2023

ISBN：978-4-287-92035-0

特集

ピロリ菌未感染胃粘膜
に発生する
種々の疾患

企画編集　村上和成

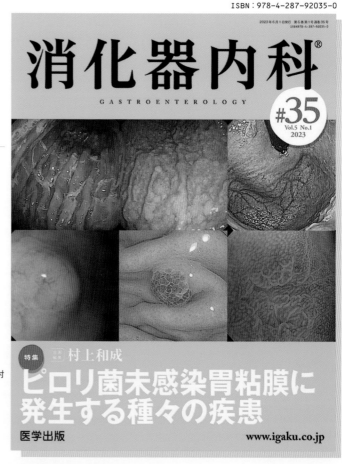

医学出版

113-0033 東京都文京区本郷2-27-18
【販売部】☎03-3813-8225　FAX 03-3818-7888　net@igaku.co.jp

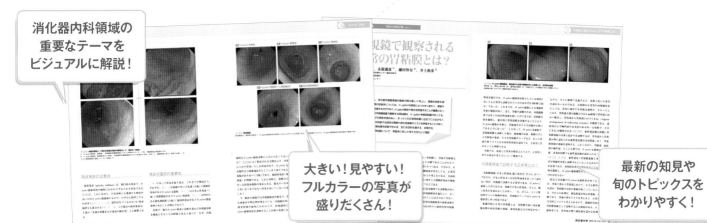

消化器内科領域の
重要なテーマを
ビジュアルに解説！

大きい！見やすい！
フルカラーの写真が
盛りだくさん！

最新の知見や
旬のトピックスを
わかりやすく！

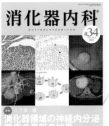
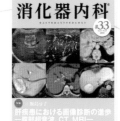
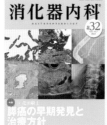
2020年以前のバックナンバーはこちらから
http://www.igaku.co.jp/shoukaki/shoukaki.html

レジデント

バックナンバー・
定期購入のご案内

AB判　全頁カラー印刷

定価 2,200 円（本体 2,000 円＋税 10%）
～ 18 年 10 月号

定価 2,500 円（本体 2,273 円＋税 10%）
19 年 12 月号～

定期購読料　29,800 円
（10% 税込・12 冊・送料無料）

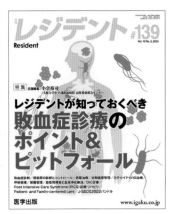

139 号
Vol.16 No.2

● 特集
レジデントが
知っておくべき
敗血症診療の
ポイント＆ピットフォール
編集／小倉裕司

ISBN978-4-287-81139-9

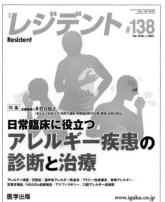

138 号
Vol.16 No.1

● 特集
日常臨床に役立つ
アレルギー疾患の診断と治療
編集／多賀谷悦子

ISBN978-4-287-81138-2

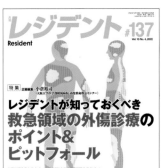

137 号
Vol.15 No.4

● 特集
レジデントが知っておくべき
救急領域の外傷診療の
ポイント＆ピットフォール
編集／小倉裕司

ISBN978-4-287-81137-5

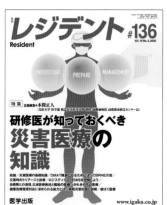

136 号
Vol.15 No.3

● 特集
研修医が知っておくべき
災害医療の知識
編集／本間正人

ISBN978-4-287-81136-8

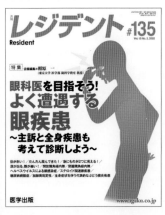

135 号
Vol.15 No.2

● 特集
眼科医を目指そう！
よく遭遇する眼疾患
～主訴と全身疾患も考えて
　診断しよう～
編集／相原　一

ISBN978-4-287-81135-1

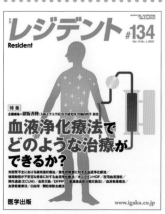

134 号
Vol.15 No.1

● 特集
血液浄化療法で
どのような治療ができるか？
編集／猪阪善隆

ISBN978-4-287-81134-4